AF597212

DES CALCULS SALIVAIRES

DU

CONDUIT DE WARTHON

ET

DES ACCIDENTS QU'ILS DÉTERMINENT

PAR

LE Dr LE ROY DE LANGEVINIÈRE

Directeur de l'École de Médecine et de Pharmacie
Chirurgien en chef de la Maternité, à l'Hôtel-Dieu
Professeur d'accouchements à l'École de Médecine
Président de la Société de Médecine de Caen et du Calvados
Médecin consultant du Lycée
Médecin de l'École Normale, de l'Orphelinat St-Étienne, de la Charité, etc.
Membre du Conseil départemental d'hygiène et de salubrité
Ancien interne des hôpitaux de Paris

CAEN

TYPOGRAPHIE DE F. LE BLANC-HARDEL

RUE FROIDE, 2 ET 4

1876

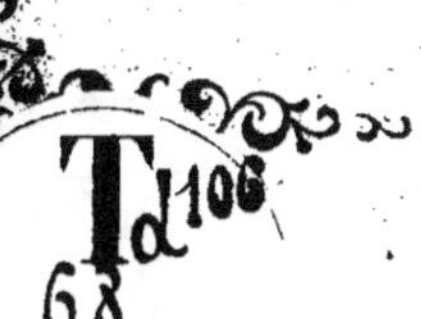

DES CALCULS SALIVAIRES

DU

CONDUIT DE WARTHON

ET

DES ACCIDENTS QU'ILS DÉTERMINENT

PAR

LE Dr LE ROY DE LANGEVINIÈRE

Directeur de l'École de Médecine et de Pharmacie
Chirurgien en chef de la Maternité, à l'Hôtel-Dieu
Professeur d'accouchements à l'École de Médecine
Président de la Société de Médecine de Caen et du Calvados
Médecin consultant du Lycée
Médecin de l'École Normale, de l'Orphelinat St-Étienne, de la Charité, etc.
Membre du Conseil départemental d'hygiène et de salubrité
Ancien interne des hôpitaux de Paris

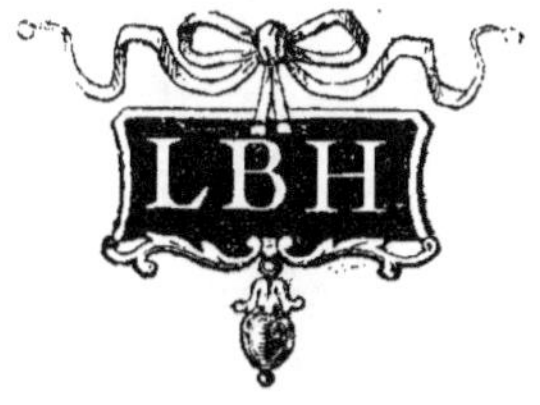

CAEN
TYPOGRAPHIE DE F. LE BLANC-HARDEL
RUE FROIDE, 2 ET 4

1876

DES CALCULS SALIVAIRES

DU

CONDUIT DE WARTHON

ET

DES ACCIDENTS QU'ILS DÉTERMINENT.

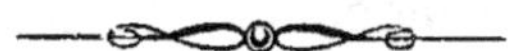

Les notions vagues et insuffisantes données par quelques-uns de nos auteurs classiques sur les calculs salivaires sublinguaux (ceux du *Compendium*, MM. Follin et Duplay exceptés), le silence gardé par le plus grand nombre sur ces concrétions inorganiques, m'ont engagé à explorer ce coin trop négligé de la pathologie chirurgicale.

Grouper dans ce travail les principaux faits épars dans les ouvrages et dans les revues périodiques françaises et étrangères, les rapprocher les uns des autres, selon leurs affinités, par rapport aux accidents qu'ils ont déterminés, et faire sortir de leur examen minutieux et de leur comparaison rigoureuse l'histoire des calculs salivaires sublinguaux, tel est le but principal que je me suis efforcé d'atteindre. Accessoirement, l'étude des calculs salivaires sublinguaux me conduisant tout naturellement à celle des tumeurs fluctuantes sublinguales, c'est-à-dire à la grenouillette, j'ai recherché jusqu'à quel point est vraie la théorie de ces tumeurs proposée par Municks, adoptée et patronnée par Louis, Lafaye, Sabatier et transmise jusqu'à nous par les partisans de l'Académie royale de chirurgie.

Je n'ai point la prétention d'avoir émis des idées nouvelles, j'ai seulement réuni les observations éparses, et j'ai tâché de mettre en relief les conséquences pratiques qu'une saine logique me semblait permettre d'en tirer.

Ce sont ces déductions que j'ai l'honneur de soumettre à l'appréciation de la Société, et je m'estimerai très-heureux si elle les juge dignes de son intérêt.

Historique. — M. de Closmadeuc a tracé d'une manière à peu près complète, dans sa thèse inaugurale, l'histoire des calculs salivaires. Je ne puis donc mieux faire que de résumer ici cette partie de son travail, en y ajoutant quelques observations importantes.

Si on en excepte, dit-il, un passage très-obscur d'Hippocrate (*Epidem.*, t. V, p. 115, § 12, édit. Littré) et une simple note de l'arabe Avenzoar dans le *Theisir*, on peut dire qu'il n'y a rien, absolument rien, qui ait trait à la question avant le XVIe siècle. A partir de cette époque, nous trouvons, dans une première période, qui s'étend jusqu'au milieu du XVIIe siècle, que la notion de calculs salivaires n'existe pas, non que les faits fassent défaut, mais parce que les auteurs qui en rapportent des exemples ne les comprennent que comme des observations de *pierres sous la langue*. La question est ainsi posée par A. Paré, Cardan, Montuus, Keutmann, Laurent Joubert, Forestus, Plater, Wursung, M.-A. Severin, Meïbomius, Timœus, et d'autres encore. Aucun de ces auteurs n'essaie d'expliquer la formation de ces calculs sublinguaux, si ce n'est pour les rattacher à la ranule, comme fait A. Paré, ou en placer le siége dans les veines ranines comme L. Joubert. — Vers la seconde moitié du XVIIe siècle, Warthon, Stenon, Rivinus et Bartholin découvrent les glandes salivaires et leurs conduits excréteurs ; dès lors naît une période de transition.

Pendant que plusieurs auteurs, tels que Ledelius et Riedlinus en Allemagne, Lister et Bonavert en Angleterre, Pierre Borel et Nicolas Blegny en France, continuent à citer des observations de pierres sous la langue; en même temps que Kœnig invite à bien prendre garde au conduit de Warthon, quand on opère des calculs sublinguaux, Gerard Blasius découvre une partie de la vérité, et Drelincourt montre à Mauget sept calculs qu'il a extraits, dit-il, du canal salivaire inférieur.

Enfin, dans la première moitié du XVIIIe siècle, Christian Sherer soutient une thèse latine à Strasbourg, dont le titre (*Disputatio de calculis ex ductu salivali excretis*, 1737) est une révolution. De la découverte de Warthon dérive la découverte des calculs salivaires ; Sherer, le premier, l'a parfaitement compris; en tirant les conséquences du fait anatomique, il débarrasse la question de toutes ses obscurités.

De plus, sous l'influence de la découverte des conduits salivaires, la grenouillette, qui avait passé jusque-là pour une tumeur enkystée, subit dans sa théorie une modification considérable. Un médecin d'Amsterdam, Municks, jugea plus à propos de dire qu'elle était due à une rétention de la salive dans ces conduits. Il n'en fallut pas plus à Lafaye pour décrire deux sortes de grenouillettes, les unes dans le conduit de Warthon, les autres dans le conduit de la glande sublinguale, et Louis ne manqua pas d'admettre une idée si conforme à la raison et à la nature des choses. Toutefois, Sabatier objecta que les glandes sublinguales n'avaient pas de canal excréteur commun; en conséquence, il restreignit la grenouillette au canal de Warthon. Les héritiers des doctrines de l'Académie royale de chirurgie, tels que Desault, Boyer, Richerand, Marjolin, etc., acceptèrent sans contrôle l'hypothèse de Municks. Cette hypothèse, malgré les doutes émis déjà par Dupuytren, était devenue en quelque sorte classique, lorsque, dans ces derniers temps, un chirurgien qui a eu le rare bonheur d'éclairer tous les points de pathologie qu'il a abordés, Malgaigue, s'appuyant sur les notions fournies par l'étude clinique et sur les résultats de quelques dissections, la combattit avec logique et finit par la repousser complètement. Enfin, à différentes reprises, la Société de chirurgie de Paris s'occupa de la dilatation du conduit de Warthon, dans le but de déterminer le siége précis de la grenouillette, et chaque fois la théorie admise et patronnée par Louis y subit un échec. On fut même trop loin, car après avoir montré que la grenouillette ne siége pas dans le canal de la glande sous-maxillaire, on se crut en droit de nier d'une manière presque absolue la dilatation de ce conduit, ou de ne l'admettre que dans le cas où il renfermerait un calcul salivaire (nous discuterons cela plus tard).

Ainsi, la découverte de Warthon a eu pour premier effet de mettre en évidence le siége anatomique des pierres sublinguales, et pour second effet de remplacer l'explication simple des anciens pour la ranule par une hypothèse ; aussi l'histoire des calculs salivaires a-t-elle été longtemps et fatalement confondue avec celle de la ranule, jusqu'à ce que les études particulières de MM. Duparcque, Jarjavay, de Closmadeuc et Blin, lui aient frayé une place dans les ouvrages de chirurgie.

Fréquence. — Si nous ajoutons aux faits que j'ai rencontrés dans les journaux de médecine, dans les bulletins et les mémoires des Sociétés savantes, dans quelques monographies, ceux si laborieusement rassemblés par MM. Duparcque, Jarjavay, de Closmadeuc et Blin, nous arrivons à plus de deux cents faits, nombre qui montre la rareté des calculs salivaires, puisqu'il représente plusieurs siècles d'observation, mais qui nous semble suffisant pour servir de base à une description générale.

Étiologie. — « On rencontre, disent les auteurs du *Compendium*, dans le canal de Warthon, des concrétions pierreuses qui paraissent être déposées par la salive, de la même manière que les calculs vésicaux sont déposés par l'urine. » Nous avons donc à rechercher pour les calculs salivaires, comme on l'a fait pour les calculs urinaires, les circonstances qui peuvent favoriser ou déterminer leur évolution.

a. *Causes prédisposantes.* — Je n'ai rien à dire des climats, de l'hérédité, de la constitution, du tempérament, du régime, des professions, etc., parce que les observations que j'ai sous les yeux ne parlent pas de ces influences.

Age. — Contrairement à ce qui a lieu pour les calculs vésicaux, on ne rencontre pas de calculs salivaires chez les enfants. Toutes les observations citées par les auteurs se rapportent à des personnes âgées de plus de vingt ans ; l'âge adulte en a fourni le plus grand nombre. Voilà ce qui résulte des relevés faits par M. de Closmadeuc, et ce que répètent après lui MM. Blin, Denouvilliers et Gosselin. Cependant j'ai trouvé à la page 339 de la *Gazette des Hôpitaux*, année 1860, une observation d'un calcul salivaire chez un enfant nouveau-né, présenté par M. J. Cloquet, au nom de M. le Dr Burdel, à l'Académie des Sciences, dans la séance du 14 mai 1860. Ce fait ayant passé inaperçu jusqu'ici, je vais le reproduire textuellement, afin qu'il soit bien établi désormais que les calculs salivaires peuvent se développer exceptionnellement chez les enfants.

Observation.—Il y a 6 mois, dit M. J. Cloquet, j'ai présenté à l'Académie un calcul urinaire, extrait de la région prostatique chez un enfant nouveau-né, par M. le Dr Burdel, de Vierzon. Ce savant et laborieux confrère vient de m'adresser une autre observation qui ne présente pas un moindre intérêt. Il s'agit d'un calcul salivaire, de petite dimension, il est vrai, que M. le Dr Burdel a extrait du canal de la glande sublinguale chez un enfant âgé de trois semaines. — Le 3 mai, une pauvre femme amenait à M. Burdel un enfant âgé de trois semaines, et qui, disait-elle, ne pouvait pas téter ; elle priait ce chirurgien de vouloir bien lui couper le filet, qu'elle regardait comme l'obstacle qu'éprouvait son nourrisson à prendre le sein. La langue n'était retenue par aucun filet ; mais sous cet organe, qui était fortement soulevé de la cavité où il est logé, M. Burdel vit que la glande sublinguale offrait un développement excessif. Il croyait n'avoir affaire qu'à une grenouillette, lorsque, en palpant la tumeur avec le petit doigt, il lui sembla reconnaître la présence d'un corps dur. En pressant légèrement, il fit sortir la petite pointe qui termine le calcul, et, avec des pinces très-fines, après quelques tentatives, il parvint à en faire l'extraction sans être obligé d'inciser. Après cette extraction, l'enfant put reprendre facilement le sein de sa mère. — Le petit calcul que m'a envoyé M. Burdel est allongé, renflé au milieu et terminé par une pointe très-fine à son extrémité ; au premier abord, il ressemble à un grain de blé, sa couleur est jaune, sa surface granulée, rugueuse et forme de très-petits mamelons soudés entre eux par leur base.

L'observation de M. Burdel, ajoute M. Cloquet, est digne d'intérêt. Évidemment ce calcul n'a pu se développer pendant les trois semaines qui ont suivi la naissance, et je ne connais pas d'exemple de calculs salivaires chez les nouveau-nés, de calculs qui ont dû se former pendant la vie intra-utérine, époque où la salive doit contenir peu de sels. — Notre honorable confrère, M. Fremy, a bien voulu se charger de l'analyse de la concrétion : il a constaté qu'elle était formée presque exclusivement par du phosphate de chaux tribasique, mélangé avec quelques centièmes de substance organique azotée qui devrait être du mucus des canaux salivaires.

Sexe. — Les hommes sont beaucoup plus sujets que les femmes à cette affection, puisque la proportion est d'environ 3/4 pour les premiers et seulement 1/4 pour les secondes.

Kerkingius pense que la goutte prédisposerait à la concrescibilité de la salive ; mais il est très-probable qu'il n'y a eu dans le fait dont il parle qu'une simple coïncidence de ces deux lésions.

Pourquoi les calculs sont-ils plus fréquents dans le canal de Warthon, qui est leur siége de prédilection, que dans les autres canaux excréteurs des glandes salivaires. D'après M. Duparcque, cela serait dû aux conditions anatomiques différentes des appareils parotidien et sous-maxillaire ; tandis que, pour M. Blin, la composition de la salive sous-maxillaire, qui est beaucoup plus épaisse et plus visqueuse que la salive parotidienne, lui paraîtrait expliquer cette différence.

Un certain nombre d'auteurs, parmi lesquels je citerai Meekel, MM. Civiale, de Crozant, et tout récemment M. Dolbeau, admettent qu'une phlegmasie chronique de la membrane muqueuse des voies urinaires, favorise ou détermine le développement des calculs urinaires phosphatiques. Quelque chose d'analogue se passe-t-il dans l'évolution des calculs salivaires qui, comme nous allons le voir, ont une composition semblable ? Je n'ai rien trouvé dans les faits cliniques recueillis jusqu'ici qui vînt infirmer ou confirmer cette supposition.

Enfin, il n'est pas douteux qu'il existe chez certains individus une prédisposition organique particulière, en vertu de laquelle ils sont plus exposés que d'autres à ce genre d'affection, puisqu'on rencontre chez eux soit des calculs multiples, soit des calculs qui récidivent non-seulement avec la plus grande rapidité, mais encore avec une persistance désolante. A l'appui de cette assertion, je citerai une observation recueillie dans le service de M. Jobert, par M. Peyrussau, interne, et dans laquelle on rapporte que le sujet eut deux récidives après une première extraction (*Gaz. des Hôpitaux*, p. 225, année 1857). J'aurai occasion de signaler d'autres faits analogues plus loin. Il y a là comme une sorte de lithiase diathésique.

b. *Causes déterminantes.* — Une cause très-réelle du développement des calculs salivaires, c'est l'introduction accidentelle d'un corps étranger quelconque dans l'un des conduits excréteurs. Chez les animaux, il paraît que l'on a fréquemment reconnu pour cause des pierres salivaires un noyau constitué par un corps étranger : poils, balles d'avoine, barbes d'orge, de seigle, des piquants de chardon, etc., etc. Chez l'homme, on a observé des faits semblables ; ainsi, un filet de bois, Segnignol ; une arête de poisson, Delery ; une soie de sanglier chez un cordonnier, Robert ; un brin de paille, une graine de groseille, etc., ont pu devenir le noyau d'un calcul salivaire. Mais le plus souvent, chez l'homme, les calculs salivaires ne présentent aucune trace de corps étrangers, et la cause déterminante de leur développement doit être cherchée ailleurs. M. Mandl a signalé, il y a longtemps, l'identité de composition chimique du tartre qui encroûte les dents et des calculs salivaires. N'y a-t-il pas là, dit M. le prof. Richet, une indication qui peut faire croire qu'un fragment de ce tartre, accidentellement introduit dans le canal de Warthon, aurait pu donner naissance à un dépôt calculeux. Et à l'appui de cette idée, je ferai observer que les calculs se trouvent surtout chez les hommes, c'est-à-dire chez des individus peu soucieux de la propreté de leurs dents, et j'ajouterai que ces calculs sont plus fréquents au canal de Warthon, si rapproché de l'arcade dentaire, qu'au canal de Stenon (*Art dentaire*, mai 1876).

En dehors de ces corps étrangers, deux conditions semblent devoir favoriser la formation des calculs : un obstacle à l'écoulement de la salive, et une modification dans la composition chimique de ce liquide. Or, dans l'immense majorité des faits rapportés, l'obstruction n'existait pas, et cette modification présumée dans la composition de la salive n'a pas même été recherchée. Il faut donc avouer que la cause déterminante du plus grand nombre de calculs salivaires est inconnue.

Anatomie pathologique. — Je vais étudier successivement : *a* les calculs ; *b* les altérations déterminées par leur présence au milieu des parties molles.

a. *Calculs.* — Leur *siége* de prédilection est le canal de Warthon. En général on les rencontre au voisinage de l'orifice terminal du conduit, orifice au niveau duquel ces calculs semblent avoir été arrêtés à cause de son étroitesse. Dans quelques cas rares, on les a trouvés au sein même de la glande sous-maxillaire, soit dans cette partie du canal de Warthon située dans l'épaisseur de cette glande, soit dans les acini eux-mêmes, comme j'en rapporterai un exemple plus tard.

Observation. — Ainsi, dans la séance du 20 mars 1850, M. Fleury, chirurgien de la marine, lit à la Société de chirurgie une observation qu'il a recueillie aux Antilles. Il s'agit d'un calcul salivaire qui se serait développé dans l'épaisseur même de la glande sous-maxillaire. Ce calcul, mis sous les yeux de la compagnie, a la forme et le volume d'une assez grosse noisette. De même, à l'une des séances du mois d'août 1857, M. Rouyer, interne de M. Nélaton, met sous les yeux de la Société anatomique de Paris un calcul salivaire remarquable parce qu'il s'est développé dans la glande sous-maxillaire elle-même (*Bulletin*, 2e série, t. II, p. 251).

Le plus souvent ils sont *libres* dans la place qu'ils occupent, quelquefois cependant ils sont *adhérents*. C'est ainsi que, dans un cas rapporté par M. Dourleus (*Archives gén. de méd.*, 2e série, t. XIV, p. 501), il est dit : « le calcul maintenu par des brides celluleuses, nombreuses et denses, ne put être isolé que par une dissection minutieuse. »

Leur *volume* n'est pas ordinairement considérable ; il varie, du reste, depuis celui d'un grain de sable, d'un pois, jusqu'à celui d'une amande, d'une grosse noisette, d'une olive, d'une pistache et même d'un petit œuf de pigeon. C'est ainsi que Blégny a vu un calcul dont le volume égalait celui d'une amande ;

que Forestius en a observé deux qui avaient au moins la grosseur d'une noisette ; que M. Robert en a enlevé un autre qui avait le volume et la forme d'une pistache ; que J.-L. Petit en a retiré un qui ressemblait à une grosse olive ; et que Lieutaud, chirurgien d'Arles, en a extrait un autre dont la forme et la grosseur étaient comparables à un œuf de pigeon. De plus, Lafaye, dans ses notes sur Dionis, rapporte qu'un chirurgien, Caumont, trouva dans une grenouillette huit onces au moins de matière lithique (*Dionis*, 8e édit., 1772, p. 628). Enfin Louis nous dit que Clerc retira environ une livre de substance sablonneuse que contenait une tumeur de même genre dont une religieuse des Annonciades était affectée. Ces citations montrent que les diverses dénominations de sables, graviers et calculs données aux concrétions urinaires à cause de leur volume de plus en plus considérable, seraient applicables, pour la même raison, aux concrétions salivaires.

En dehors de quelques cas exceptionnels, leur *poids* n'excède guère 3 grammes, il est même le plus souvent de 1 à 2 grammes.

Leur *forme* rappelle à peu près celle des calculs vésicaux. Ils sont allongés et ovoïdes ordinairement, mais ils peuvent affecter les formes les plus diverses ; ainsi, celles d'un grain de blé (Burdel), d'un pois, d'un petit coquillage (Millot), d'un cylindre tronqué (Millot, *Gaz. des Hôp.*, 1850, p. 141), d'un cône (Arrachard de Lille, *Gaz. des Hôp.*, 1859, p. 470), d'un fuseau légèrement tourné en forme d'S (Demorey, *Gaz. des Hôp.*, 1857, p. 11), d'une petite cornue solide (Jobert, *Gaz. des Hôp.*, 1850, p. 93).

Enfin les *Annales de la Société de Médecine d'Anvers*, du mois d'octobre 1844, contiennent une observation, par M. Van-Camp., relative à un calcul salivaire extrait de la région sublinguale, lequel offre ceci de particulier, qu'il est composé de deux pièces s'emboîtant l'une dans l'autre comme dans une véritable énarthrose (*Gaz. des Hôp.*, 1844, p. 496).

Tantôt lisses, tantôt inégaux, mamelonnés à leur *surface*, ils sont aussi quelquefois creusés, sur une ou deux de leurs faces, de sillons (obs. de M. Arrachard), d'une rigole ou gouttière (obs. de M. Jarjavay) que suit la salive pour arriver dans la bouche. On trouve dans l'ouvrage de M. Cruveilhier plusieurs exemples de ces calculs canaliculés, soit dans l'appareil urinaire, soit dans les voies biliaires. Les malades, sur lesquels l'autopsie les a fait découvrir, ont pu les porter très-longtemps sans qu'ils aient eu d'ictère ; ce qui prouve bien que ces calculs ne s'opposaient que médiocrement au cours régulier de la bile.

Leur *couleur* est d'un blanc grisâtre ou jaunâtre. Kentmann a vu un calcul dont la coloration était très-foncée ; celui que M. Maisonneuve a extrait était d'un blanc sale, semé de points d'un rouge brique.

Le Dr Giard a extrait, du canal de Warthon, chez une femme sexagénaire qui le portait depuis l'âge de 10 ans, un calcul qui exhalait une *odeur* nauséabonde par le frottement (Dict. en 15 vol., t. IV, p. 396).

Leur *consistance* est moyenne, assez grande cependant pour qu'ils ne puissent être écrasés facilement sous les doigts : elle augmente encore au contact de l'air.

Nombre. — Dans la plupart des observations, le calcul était *unique ;* mais, dans quelques cas, le conduit de Warthon en contenait *plusieurs* agglomérés ou disposés à la suite les uns des autres en forme de chapelet. Ainsi Drelincourt en enleva 7 du même canal de Warthon ; A. Paré, 5 ; Sabatier, 2 ; Walther 2 ; M. Jarjavay, 2 ; M. Ribes, 10. Le malade dont parle M. Leflaive avait cela de curieux, que chez lui le canal de Warthon, rempli de calculs les uns à la suite des autres, ressemblait à un chapelet dans toute sa longueur. Enfin M. Jobert a trouvé la glande sous-maxillaire criblée de graviers.

Si le calcul est assez volumineux pour qu'on puisse en faire la *section régulière* avec une petite scie, la coupe présente, comme pour les calculs urinaires, deux aspects différents ; quelquefois c'est une surface uniforme, dont le point central ne diffère en rien des autres, et alors on dit que la pierre n'a pas de noyau, qu'elle est de nature homogène ; d'autres fois, et c'est ce qu'on observe le plus souvent, la surface est formée de plusieurs couches concentriques alternativement blanches et grisâtres ou jaunâtres, disposées autour d'un noyau central.— On a trouvé aussi au centre de ces concrétions un corps étranger (une arête de poisson, par exemple, comme dans l'observation du Dr Delery), autour duquel s'était formé un dépôt calcaire. — Enfin, dans quelques cas, le noyau central n'existe pas et il est remplacé par une géode. Ainsi, M. Chassaignac rapporte (*Gaz. des Hôpitaux* 1844, p. 310) qu'il a retiré du canal de Warthon une concrétion bien cohérente et renfermant à son centre une cavité, dans laquelle on ne rencontra aucun corps étranger.

On a fait très-rarement l'*examen microscopique* des calculs salivaires, cependant je le trouve indiqué dans deux observations et les résultats qu'il a fournis me semblent assez intéressants pour que je les reproduise ici.

M. Demorey (*Gaz. des Hôpitaux* 1857, p. 11), ayant extrait un calcul salivaire du conduit de Warthon, soumit une certaine quantité de la matière lithique à l'examen microscopique. Cette matière, ajoute-t-il, nous présenta, parmi des cristaux mal définis de substances calcaires, des débris de lamelles d'épithélium pavimenteux, dont les cellules à un ou deux noyaux étaient plus ou moins déformées, plissées sans doute par la compression qu'elles avaient subie. Ces lamelles épithéliales étaient analogues à celles qu'on trouve dans la salive. Ce serait encore une preuve à joindre aux autres pour établir que c'est bien le liquide salivaire qui est la source des calculs sous-maxillaires.

De plus, M. Barbrau (Bulletin de la Société anatomique, t. XXX, p. 505) a rencontré sur le cadavre la glande parotide farcie de concrétions, qui examinées au microscope ont donné les résultats suivants :

« Les calculs sont formés par la réunion d'un grand nombre de petites concrétions.

« Ces concrétions sont contenues dans les acini « de la glande parotide. Les unes sont isolées, les

« autres, au contraire, en bien plus grande quantité, « sont agglomérées. Quand celles-ci se réunissent, « elles s'accolent les unes aux autres en détruisant « les parois des acini en totalité ou en partie, de « manière à former un calcul d'une dimension plus « ou moins considérable. On voit aussi un grand « nombre de ces concrétions qui, bien que réunies « en masse, sont cependant encore séparées les unes « des autres par les minces parois des granulations « de la glande. »

Je sais bien que, dans cette dernière observation, les calculs siégeaient non dans la glande sous-maxillaire, mais bien dans la glande parotide. Cependant j'ai cru devoir relater ici les résultats de l'investigation microscopique, parce qu'il s'agissait de calculs siégeant dans une glande salivaire, et parce que je rapporterai dans le cours de ce mémoire un fait dans lequel la glande sous-maxillaire était elle-même criblée de ces concrétions et dans lequel on aurait, je pense, rencontré les mêmes lésions si on l'avait soumise à l'observation microscopique.

La *composition chimique* des calculs salivaires a peu varié, comme on peut s'en convaincre en parcourant les nombreuses analyses qui en ont été faites à diverses époques et par les chimistes les plus distingués, tels que MM. Fourcroy, Vauquelin, Lassaigne, Lecomte, Grassy, Bouchardat, Fremy, Pelouze, etc. ; on les a trouvés formés, dans des proportions un peu variables, en majeure partie de phosphate de chaux, d'une quantité un peu moindre de carbonate de chaux et d'une faible quantité de matière organique ou animale. Ils contiennent, en un mot, tous les éléments solides ou solidifiables de la salive. Parmi les concrétions urinaires, il y en a un certain nombre qui ont une composition chimique presque identique et que l'on appelle calculs *phosphatiques*, à cause de leur partie prédominante; nous pourrions, peut-être par analogie, désigner les concrétions salivaires sous le nom de calculs salivaires phosphatiques. Cette analogie, que je ne fais que signaler en passant, trouvera son application à l'occasion du traitement.

b. *Altérations produites par les calculs.* — La présence de ces concrétions dans le canal de Warthon détermine des lésions qui ont été, il est vrai, plutôt étudiées sur le vivant que sur le cadavre, et que je dois indiquer maintenant.

Ainsi, le canal a présenté de la *rougeur inflammatoire* et un épaisissement de la membrane muqueuse. Quelquefois même l'inflammation s'est étendue au voisinage, et des abcès ont pu se former en dehors du conduit salivaire (exemple : la première des deux observations de Walther où trois abcès se formèrent successivement ; l'obs. de Rouyer, de Bérard Aug. et Milliot). — Excepté dans quelques circonstances rares que je signalerai plus tard, le canal n'est point *obstrué* complètement par la présence d'un calcul, de sorte que le cours de la salive est seulement gêné et non empêché. — Une dissection attentive faite par M. de Closmadeuc a montré que le plus souvent le canal n'était *dilaté* qu'au niveau du calcul, et qu'en avant et en arrière il avait conservé son calibre normal. De plus, les exemples que j'ai cités précédemment, dans lesquels on a retiré de l'intérieur de ce conduit des concrétions inorganiques remarquables par leur nombre ou leur volume, prouvent jusqu'à quel point l'expansion de ses parois avait été portée.

Mais, dans certains cas, la dilatation n'est plus bornée au niveau du calcul; elle est assez manifeste en arrière de cette concrétion pour former une tumeur, du volume d'une noix et plus, remplie tantôt par de la salive pure (Jobert), tantôt par de la salive mêlée de pus, ou bien enfin par un liquide gluant analogue à du blanc d'œuf. La tumeur dont il s'agit ressemble à la grenouillette sous beaucoup de rapports, et nous verrons bientôt qu'elle peut être considérée comme une variété de cette dernière maladie.

La glande sous-maxillaire est indiquée dans plusieurs observations comme étant le siége d'un gonflement assez considérable, qui s'explique par la propagation jusqu'à elle de l'inflammation déterminée par la présence du calcul, aussi bien que par la rétention plus ou moins complète du liquide secrété. Cependant, comme la démonstration cadavérique n'a eu lieu que dans le fait de M. de Closmadeuc, on peut se demander, avec les auteurs du *Compendium*, si, dans quelques-uns des faits allégués, on n'a pas attribué à la glande sous-maxillaire un gonflement qui, en réalité, occupait un ou plusieurs des ganglions lymphatiques.

Enfin, MM. Denonvilliers et Gosselin apportent la restriction suivante au siége exclusif des pierres sublinguales dans le conduit de la glande sous-maxillaire : « Nous n'avons aucun motif, disent-ils, « pour mettre en doute l'origine primitive et la si- « tuation, dans le canal de Warthon, des calculs « dont les observations ont été publiées comme des « exemples de ce genre ; cependant nous ne devons « pas dissimuler que la preuve anatomique n'a pas « été fournie dans un assez grand nombre de faits « pour qu'on puisse être certain que les concrétions « ne se développent pas quelquefois ailleurs que dans « le canal de Warthon. Ne peut-il pas s'en former, « par exemple, dans les conduits de la glande « sublinguale ? Et a-t-on pu toujours établir un « diagnostic précis entre ceux-là et ceux du canal « de Warthon ? » (t. III, p. 720). — J'accepte d'autant plus volontiers cette restriction qu'elle a encore sa justification dans l'observation présentée à l'Académie par M. J. Cloquet, ainsi que dans le fait rapporté à la Société anatomique par M. Axenfeld (*Bull.*, t. XXVII, p. 174).

Symptômes. — Si nous jetons un coup d'œil général sur toutes les observations qui ont été publiées, nous sommes conduit aux conclusions suivantes :

1° Ces corps étrangers ne dénotent quelquefois leur présence par aucun trouble. D'autres fois ils ne produisent pour tout symptôme que la sensation d'un corps dur sous la langue. — En effet, dans la séance du 16 octobre 1850, mon excellent maître, M. Michon, présente à la Société de chirurgie un calcul salivaire qu'il a extrait du canal de Warthon par une simple incision. Ce calcul, dont le malade s'était aperçu depuis cinq à six mois, ne produisait, pour tout symptôme que la sensation d'un corps dur sous la langue. Cette concrétion était dans le canal même dilaté ou rompu, ce qu'il serait difficile de décider ; mais l'orifice de ce conduit était parfaitement intact (*Bulletin de la Société de chirurgie*, t. I, p. 843). Le fait publié par M. Richet, dans l'*Art dentaire* (mars 1876), montre que les malades ne s'aperçoivent le plus souvent de la présence de leur calcul que lorsqu'il a déjà atteint un volume considérable ;

2° Ils sont suivis le plus souvent d'accès de douleurs et de gonflement inflammatoire se développant sans causes apparentes et disparaissant pour reparaître plus tard à des intervalles variables. Ainsi, dans la séance du 20 mars 1850, M. Maisonneuve présente à la Société de chirurgie un petit calcul du canal de Warthon, qu'il a extrait il y a huit jours chez une malade de son service à l'hôpital Cochin. Cette femme était depuis dix-huit mois environ affectée, à intervalles variés de huit jours à six semaines, d'accès de douleurs et de tuméfaction inflammatoire dans les régions sublinguale et sous-maxillaire. La maladè était en ce moment atteinte d'un de ces accès. M. Maisonneuve reconnut les symptômes d'un calcul du canal de Warthon, et en fit l'extraction au moyen de pinces très-fines introduites par l'orifice même du canal, préalablement agrandi par une petite incision avec la lancette (*Bulletin de la Société*, t. I, p. 581) ;

3° Assez fréquemment ces inflammations se terminent par la formation d'un pus qui, se mêlant à la salive, sort par l'orifice du canal ou par une ouverture accidentelle. — En voici un exemple ; il a été fourni à M. Dourlens de Lille par le Dr Dujardin qui en est lui-même le sujet. Le calcul développé dans le canal de Warthon sans cause connue n'a donné d'abord lieu qu'à de la gêne, plus tard à une inflammation vive, accompagnée d'un écoulement muco-purulent par la bouche, et à laquelle a succédé une sub-inflammation qui a duré pendant deux ans. Pendant ce temps il fallait presser tous les jours plusieurs fois pour faire couler, par le conduit de Warthon, un liquide purulent, qui fut ensuite remplacé par la salive, et qui, enfin, a cessé. Cependant le calcul reste, on le sent sous la membrane buccale. La salive passe entre lui et le canal. Il serait facile de l'ôter; mais, peu incommodé par sa présence, M. Dujardin ne le fera que s'il survient de nouveaux accidents (*Archives de médecine*, 2e série, t. XIV, p. 502). La première des trois observations publiées par M. Dourlens en est encore un exemple ;

4° Enfin, la présence d'un calcul dans le conduit de Warthon apporte un obstacle plus ou moins considérable au passage de la salive; celle-ci, gênée dans son cours, s'accumule derrière cet obstacle, exerce une pression excentrique sur les parois du canal et en détermine la *dilatation*. De cette dilatation résulte une *tumeur* dont j'ai étudié les caractères avec le plus grand soin, et sur laquelle je reviendrai dans un instant, parce que c'est un point de pathogénie fort important, aujourd'hui surtout que les meilleurs esprits semblent encore divisés sur le siége de la grenouillette.

Tels sont les résultats de cette première investigation ; analysons maintenant les principaux symptômes de cette affection :

1° La *douleur* au-dessous de la langue et sous la mâchoire signale le début de la maladie. Cette douleur reste rarement bornée à ces régions, elle s'étend fréquemment à la face, à l'oreille, et quelquefois au cou, à l'isthme du gosier et à la tête. La douleur augmente pendant la mastication et même pendant la déglutition ; de là une gêne plus ou moins considérable dans l'exercice de ces deux fonctions. Dans certains cas, la douleur a été d'une violence extrême et comparable à celle des accès de colique hépatique ou néphrétique. L'un des malades de M. Blin lui a dit avoir souvent éprouvé, indépendamment de la douleur, une sorte d'engourdissement dans tout le côté correspondant de la face, et une surdité passagère ; un autre accusait un tintement et une demangeaison dans l'oreille correspondante ; ces sensations s'expliquent parfaitement par les rapports du canal de Warthon avec le nerf lingual, branche du maxillaire inférieur et avec la corde du tympan ;

2° En même temps que la douleur, ou plus ou moins longtemps après son apparition, survient un *gonflement* qui est quelquefois limité à la région sublinguale, mais qui le plus souvent s'étend à la région sous-maxillaire. Ces deux engorgements pouvant exister isolément, je vais les étudier l'un après l'autre.

a. *Tuméfaction de la glande sous-maxillaire*, ou du moins de la région qui lui correspond. — La présence d'un calcul dans le conduit excréteur de la glande sous-maxillaire s'annonce ordinairement par la tuméfaction de cette glande. On trouve audessous de l'os maxillaire inférieur une tumeur de volume variable, mais qui ne dépasse guère celui d'un œuf de pigeon ; elle est plus ou moins dure, douloureuse ou non à la pression ; la peau qui la recouvre conserve d'ordinaire son aspect normal. Rarement elle offre de la rougeur et de la chaleur, et alors la tuméfaction s'étend à la partie inférieure de la face et à la partie supérieure du cou du même côté. Quelquefois les malades remarquent que le gonflement de la glande augmente en même temps que la douleur pendant les repas. Chez deux des malades de M. Blin, cette augmentation dans les symptômes s'est manifestée surtout lorsque les aliments étaient mélangés de quelque substance irritante, comme le poivre, du vinaigre, de l'ail. Cette particularité s'explique par un fait physiologique mis en lumière par M. Cl. Bernard, à savoir que le contact des substances sapides et irritantes avec la muqueuse buccale augmente considérablement la secrétion de la glande sous-maxillaire et nullement celle des autres glandes salivaires. La salive étant secrétée en plus grande abondance et trouvant un obstacle à sa sortie, il en résulte une augmentation dans l'engorgement de la glande et dans l'intensité de la douleur.

b. *Tuméfaction du conduit de Warthon ou sublingual.* — Si l'on fait ouvrir la bouche au malade, ce qu'il fait souvent avec une certaine difficulté, on aperçoit ordinairement au-dessous de la langue, sur l'un des côtés du plancher de la bouche, une tumeur peu proéminente, oblongue, plus ou moins dure, quelquefois bosselée, comme lorsqu'elle renferme plusieurs calculs, et faisant suite à une saillie formée par la partie supérieure de la glande sous-maxillaire, au niveau de la base de la langue. Si le calcul siége près de l'orifice du canal, cet orifice est plus ou moins tuméfié, entr'ouvert et peut même permettre d'apercevoir le calcul, qui souvent finit par sortir spontanément. Si au contraire le calcul siége à la partie postérieure du canal, la tuméfaction n'existe qu'au niveau de la base de la langue. Ce gonflement sur le trajet du conduit s'accompagne souvent d'un certain embarras de la parole, de la mastication et de la déglutition, rarement de la respiration, et quelquefois de salivation et de fétidité de l'haleine.

La tumeur du conduit de Warthon n'est pas considérable tant qu'il n'y a qu'inflammation de ce canal et du tissu cellulaire circonvoisin. Mais souvent celle-ci coïncide avec l'accumulation de la salive derrière l'obstacle apporté à son passage par le corps étranger. Ou bien encore, cette accumulation de la salive existe seule, par suite de la gêne qu'elle éprouve dans son cours, en dehors de toute espèce de phlegmasie ; et, dans les deux cas, le malade a sous la langue *une tumeur plus volumineuse*, dont il me reste à indiquer la nature et les caractères.

La *dilatation* du conduit de Warthon, sous l'influence de la pression excentrique de la salive retenue dans son intérieur, expliquerait parfaitement la nature de ce gonflement ; mais le canal excréteur de la glande sous-maxillaire peut-il se dilater assez sans se rompre pour donner naissance à une tumeur d'un volume et d'une durée variables ?

Je sais bien que Lafaye, Louis, Desault, Sabatier, Boyer, Blandin, Bégin, etc., regardent cette dilatation comme un fait démontré. Cependant l'esprit de critique introduit de nos jours dans l'étude de la pathologie, ayant tout soumis à l'autorité et au contrôle des faits, on s'est surpris à douter. C'est ce doute que je vais chercher à dissiper, en essayant de prouver que cette dilatation est bien réelle, qu'elle peut se montrer non-seulement à l'état chronique, mais encore à l'état aigu et que, dans les deux circonstances, il en résulte une saillie dans la cavité buccale à laquelle on peut donner, dès à présent, le nom de *tumeur salivaire.*

Pour établir ce que je viens d'avancer, je dois nécessairement invoquer les faits ; mais comme je craindrais, en citant tous ceux que j'ai réunis, d'abuser des moments de la Société, je me bornerai à en relater trois dans tous leurs détails. Le premier se rapportera à la dilatation affectant lamarche chronique, le second et le troisième à celle qui présente la marche aiguë. Une fois ces faits connus, j'indiquerai seulement ceux qui leur sont analogues, puis, après les avoir ainsi rapprochés, j'en tirerai des inductions, qui seront d'autant mieux fondées qu'elles découleront d'un plus grand nombre d'exemples.

Je commence par la relation de l'observation qui se rapporte à la dilatation à *marche chronique*, parce que cette forme est bien plus fréquente que celle à marche aiguë.

Dilatation affectant la marche chronique.

J'ai trouvé dans le tome III, page 498, des Mémoires de la Société de chirurgie, l'observation suivante recueillie par M. Jarjavay :

Observation.— La nommée Essortier, âgée de 27 ans, mère de quatre enfants, habituellement en bonne santé, est venue, au mois de juin 1850, à la consultation de l'hôpital des Cliniques, se plaignant de souffrir sous le côté gauche de la langue pendant la mastication. Elle raconte que, vers l'âge de 10 ou 11 ans, elle descendait une échelle, quand elle ressentit tout à coup un picotement en dedans de la partie latérale gauche de la mâchoire inférieure. Dès cette époque, quand elle mangeait, une tumeur se formait sur la partie latérale gauche de la région glosso-sus-hyoïdienne, et disparaissait peu à peu après le repas, pour reparaître de nouveau dès que des substances sapides étaient placées dans la bouche. Deux fois, la douleur et la tuméfaction ayant persisté, des sangsues ont été appliquées sous la mâchoire, mais inutilement. A une époque plus ou moins éloignée, la malade souffrant encore, est allée à la consultation de médecine de l'hôpital de la Pitié; des frictions faites avec une pommade, dont nous ne pouvons reconnaître la composition, furent aussi sans succès. Cependant, dans l'intervalle de temps qui s'est écoulé depuis l'apparition des premiers accidents jusqu'au mois de juin 1850, c'est-à-dire dans l'espace de dix-sept ans, les accidents n'ont pas été continus. Nous ne pouvons parvenir à préciser quelle a été la longueur des intervalles de repos, ni combien ont duré ces espèces d'accès. Ce sont de nouvelles douleurs pendant le repas qui portent la malade à demander de nouveaux avis. Les renseignements qui précèdent étant connus, j'explore aussitôt le plancher de la bouche à gauche. La femme Essortier ne souffre point au moment de cet examen; il n'existe aucune tuméfaction. Cependant, le doigt porté d'arrière en avant sur le trajet du canal de Warthon sent près du frein un petit corps dur, qui ne paraît recouvert que par la membrane muqueuse. Au moment où la partie, siége de ce corps étranger, est comprimée, un sentiment douloureux de piqûre est accusé.

Comme le récit de la malade avait piqué ma curiosité, je convins de me rendre chez elle et d'observer ce qui se passait pendant qu'elle prenait des aliments.

Le lendemain 16 juin, je constate, en effet, quelques minutes après le commencement du repas, une tuméfaction sur le trajet du canal de Warthon à gauche. Dès l'introduction des aliments dans la bouche et les premiers mouvements de mastication, une douleur pongitive s'était fait sentir vers la glande sous-maxillaire. La muqueuse buccale était rouge sur la partie tuméfiée, et non transparente. La pression exercée entre le pouce placé sur la peau de la région sus-hypoïdienne et l'indicateur introduit dans la bouche, faisait jaillir un liquide transparent comme la salive, de la papille qui supporte l'orifice du conduit excréteur. Une fois désempli, ce canal fut de rechef distendu quand la malade se remit à mâcher d'autres aliments. La même manœuvre donna encore lieu au même phénomène. Comme la malade pouvait supporter cette incommodité, je remis au lendemain l'ablation du corps étranger.

Le 17 juin, la malade étant encore à jeun, je soulevai le côté gauche du plancher de la bouche avec les quatre derniers doigts d'une main, tandis que le pouce prenait un point d'appui sur l'arcade dentaire. De l'autre main, je portai la pointe d'un bistouri sur le corps dur, placé sous la muqueuse et fis l'incision de cette membrane. Le contact de l'instrument sur lui donna la sensation du frottement du métal avec une pierre. Il y eut quelques difficultés de la saisir avec une pince ; elle glissait toujours sous la légère pression qui était exercée par les mors. L'incision de la muqueuse ayant été agrandie, je la tirai d'un coup d'ongle de l'espèce de loge qui la recélait ; c'était un calcul d'un blanc jaunâtre, dur, oblong, dont le grand diamètre était double du petit, gros comme un haricot, chagriné à sa surface, un peu aplati et creusé sur une de ses faces d'une petite rigole, comme quelques calculs urétraux. Voici le résultat de l'analyse qu'en a faite un de mes collègues, M. Régnault, agrégé à la Faculté : carbonate de chaux, 4,52 ; phosphate de chaux et traces de phosphate ammoniaco-magnésien 86,03 ; eau dégagée à 100° : 2,06 ; matière animale, mucus concrété, 7,39.

Le léger écoulement de sang qui avait succédé à cette petite opération fut arrêté avec un gargarisme d'eau vinaigrée. La malade n'a ressenti depuis cette époque aucune incommodité.

Indépendamment du fait précédent, j'ai trouvé quelques exemples de ces tumeurs salivaires.

Ainsi, sur la même ligne que l'observation de M. Jarjavay, je place celle de M. E. Demorey, qui présente certainement autant d'intérêt, et qui est consignée dans le n° 3 de la *Gazette des Hôpitaux* de 1857.

Le *Journal des connaissances médico-chirurgicales* du mois de juillet 1837 en contient une autre dans la première des trois observations qui sont dues à M. Dourlens. Ce chirurgien constata une tumeur molle, indolente, située à la partie interne droite et postérieure du maxillaire inférieur. La compression faisait sortir du pus mêlé de salive et peu lié par l'orifice du canal de Warthon.

Il en est de même du fait dont M. le Dr Dobigny est le sujet et qui se trouve dans la *Gazette médicale* de 1839, p. 619.

On lit dans la *Gazette des Hôpitaux* du 8 mai 1847: M. Robert fit une incision sur le canal de Warthon, d'où sortit une assez grande quantité de salive visqueuse, transparente, et une concrétion calculeuse du volume et de la forme d'une pistache. Le canal était énormément dilaté, du calibre au moins d'une forte plume d'oie. Au moment où l'incision fut faite, la tumeur s'affaissa et disparut presque complètement.

M. Petrequin rapporte, dans son *Anat. chirurg.*, p. 183, que M. Nicod fut consulté par un ouvrier, âgé de 27 ans, pour une tumeur située obliquement sous la langue, derrière l'orifice du conduit de Warthon. Ce gonflement se développait au moment du repas, disparaissait à la fin ou après qu'un jet de salive s'était échappé de sa bouche. Il reconnut un calcul.

Je citerai encore la note suivante, présentée de la part de M. Jobert par M. Bouchut à la Société de Biologie. « Un calcul salivaire, pyriforme, long d'un centimètre, avait été retiré du canal de Warthon. Il était résulté de l'obstruction de l'ouverture de ce conduit excréteur par le corps étranger une accumulation considérable d'un liquide presque incolore, filant et doué de la propriété de transformer l'amidon en glucose (*Gazette médicale*, p. 351, 1850). Mes honorables collègues, MM. Le Provost et Roulland ont cité des exemples analogues à la Société.

Il en est de même de l'observation recueillie par M. Schuster, dans le service de M. Bœckel, publiée dans le n° 1 de la *Gazette médicale de Strasbourg*, 1876.

Ces faits, réunis à ceux qui avaient été recueillis avant moi, ainsi qu'à d'autres semblables que je pourrais encore citer, sont assez nombreux, je pense, pour nous permettre d'admettre cliniquement cette première forme de dilatation, celle affectant une marche chronique.

Passons maintenant à la dilatation à marche aiguë.

Dilatation affectant une marche aiguë.

J'ai rencontré, dans la *Gazette des Hôpitaux* du 9 février 1850, une observation de dilatation du canal de Warthon, affectant cette marche aiguë, par suite de la présence d'un calcul dans ce conduit. Je la reproduis ici avec d'autant plus de plaisir qu'elle a été recueillie et publiée par un de nos honorables collègues, M. le Dr Le Clerc.—Elle est ainsi intitulée :

Grenouillette.—Rupture de la tumeur.—Issue d'un calcul salivaire volumineux. — Guérison.

Voici, du reste, comment notre confrère raconte ce qu'il a observé :

Observation.—Le nommé Joseph Bauquais, âgé de 30 ans, jardinier à la maison des Orphelins de Caen, est d'un tempérament bilieux-sanguin, d'une taille élancée, fort, n'ayant jamais fait de maladie.

Cette homme se coucha bien portant le 26 janvier 1849, et sentit le lendemain, en se levant, un peu d'embarras et de chaleur au côté gauche de la gorge et de la joue, ce qui ne l'empêcha pas de se livrer à son travail. A midi, les mouvements de la langue devinrent gênés et très-douloureux ; il se trouva si souffrant le soir, qu'il fut contraint de se coucher avant l'heure ordinaire. Il devint brûlant, agité; sa langue s'embarrassa de plus en plus ; à 10 heures, il crut qu'il allait *mourir de suffocation ;* il ne pouvait articuler aucune parole. C'était en vain qu'on lui offrait à boire ; la bouche était tellement remplie, distendue, qu'il était dans l'impossibilité de faire le moindre mouvement de déglutition. Cependant, à minuit, croyant trouver du soulagement en faisant un effort pour avaler un liquide chaud, il se saisit d'une tasse de tisane ; mais à peine quelques gouttes eurent-elles pénétré dans la bouche, qu'il éprouva une violente sensation de brûlure sous la langue ; il y porta les doigts, *et sentit comme une poche allongée, dure, refoulant cet organe vers le palais.* Il fut encore ainsi plus d'une heure à la torture ; puis tout à coup un corps solide, pierreux s'engagea entre ses dents. Effrayé, en quelque sorte, il le brisa par un serrement convulsif des mâchoires, en reçut une partie dans sa main, et arracha l'autre partie, dont l'extrémité était encore comme incrustée dans la cavité qui la contenait. Le patient éprouva un soulagement immédiat.

Je fus appelé le 28 au commencement de la matinée, c'est-à-dire quelques heures après la scène que je viens de raconter, et dont les détails me furent donnés par le malade, et confirmés par la sœur hospitalière qui en avait été témoin. La fièvre est légère, la gorge est tendue du côté gauche depuis le dessous de l'oreille jusqu'à la partie médiane du menton; la glande sous-maxillaire est engorgée et douloureuse au toucher. Examen fait de l'intérieur de la bouche, j'aperçois sous le côté gauche de la langue et à sa base une tumeur un peu aplatie, en forme de soufflet, dont le sommet, encore saillant, présente une petite déchirure à trois lambeaux au pourtour de laquelle se voit une certaine quantité de matière blanchâtre, crétacée, qui n'était autre chose que des débris calcaires; c'était en effet le calcul qui, en se faisant jour à travers cette déchirure, avait laissé ce dépôt. Ce calcul m'est présenté; il n'est plus dans toute sa longueur, un tiers environ en ayant été séparé, comme je l'ai dit, par les dents du malade, et quelques fragments emportés par ses camarades curieux de posséder une parcelle d'une pierre sortie de dessous la langue de leur ami. La plus forte partie que j'ai en ma possession, a une forme olivaire, tronquée du côté brisé; la couleur en est blanchâtre, et sa nature est évidemment celle du calcaire; la longueur est de 4 centimètres, ce qui donne pour le calcul entier 6 centimètres, son plus grand diamètre donne 12 millimètres; il offre à son extrémité brisée et un peu de côté, une dépression à laquelle s'adapte un petit calcul de la grosseur de deux grains de blé. Le malade se sent bien moins gêné; il peut facilement avaler, et *affirme qu'il ne sentait aucune incommodité la veille du jour où il éprouva les symptômes graves que je viens de relater*. Le traitement a été on ne peut plus simple; il a consisté en limonade au citron et en cataplasmes appliqués sur la gorge. Au commencement de février, on ne sentait plus de glande, et l'ouverture qui avait donné passage au calcul n'avait plus que l'apparence d'un petit pertuis situé au milieu de la tumeur, qui s'est complètement affaissée. Bauquais a pu reprendre son travail, et ne s'est pas aperçu qu'il s'écoulait de sa bouche ni moins ni plus de salive que de coutume. Depuis lors, il a quitté l'établissement, et je n'ai plus entendu parler de lui.

On peut, jusqu'à un certain point, ajoute M. Le Clerc, se rendre compte de ce qui s'est passé dans le cas dont il est ici question : le calcul, formé depuis longtemps, ébranlé par une circonstance quelconque, aura quitté la cavité où il s'était formé et s'est dirigé vers le point où il éprouvait le moins de résistance ; peut-être aussi, la tisane brûlante a-t-elle hâté la rupture de l'obstacle qui l'empêchait de se faire jour au dehors. Je m'abstiendrai, du reste, de toute réflexion, laissant à d'autres le soin d'expliquer ce curieux phénomène.

En dehors du fait précédent, j'ai rencontré dans la *Gazette des Hôpitaux* du mois de juillet 1844, p. 310, une observation très-remarquable de cette forme aiguë de dilatation, causée aussi par un calcul, et recueillie par M. Chassaignac.

M. Jobert rapporte également dans le même journal, année 1857, p. 225, une autre observation de cette forme aiguë.

Enfin, M. Millet cite un fait analogue dans la *Gazette des Hôpitaux* du 23 mars 1850.

Malheureusement on cherche en vain, dans tous ces faits, la preuve anatomique de cette lésion de canalisation; aussi, pour que rien ne manque à la démonstration, permettez-moi de vous rapporter un dernier exemple d'un pareil résultat, suite très-probablement d'une oblitération spontanée du canal, et non de l'obstruction produite par la présence d'un calcul dans le conduit (malgré les doutes exprimés à cet égard par les auteurs du *Compendium*) et dans lequel la dilatation de l'aqueduc salivaire fut constatée sur le cadavre.

Observation de grenouillette formée par la dilatation du conduit de Warthon et opérée avec succès par la méthode stomato-plastique. — Examen anatomique de l'appareil salivaire, deux ans après cette opération.

Par M. Richet (*Mémoires de la Société de chirurgie*, t. III, p. 521 et suiv.)

Observation. — Le 3 novembre 1847, M. B....., âgé de 22 ans, fut pris tout à coup en mangeant, d'une douleur très-vive dans la région maxillaire gauche. Appelé immédiatement auprès de M. B....., je constate, dit M. Richet, un gonflement douloureux de cette région non accompagné d'empâtement.

La première idée qui me vint à l'esprit fut celle d'un engorgement ganglionnaire déterminé par quelques dents cariées. L'examen de la bouche ne démontra rien de semblable; mais j'aperçus sous la langue, au niveau de la deuxième et de la troisième dent molaire, une tumeur arrondie de la grosseur d'une petite noix. Cette tumeur, comme transparente, semblait contenir un liquide clair.

Interrogé sur l'époque à laquelle cette tumeur avait paru, M. B..... dit qu'il ne s'en était jamais aperçu. La parole était alors singulièrement gênée, soit que cette gêne fût le résultat de la douleur, soit qu'elle fût due à la présence de la tumeur. D'après les renseignements fournis par le malade et surtout d'après les caractères de la tumeur, M. Richet pensa qu'il avait affaire à une oblitération du conduit de Warthon, et à une rétention de la salive à son intérieur. L'exploration attentive de la frange muqueuse où le conduit vient s'ouvrir ne fit rien voir de particulier ; le cathétérisme, toutefois, ne put être fait. — Des cataplasmes émollients et résolutifs, un dérivatif sur le canal intestinal, un grand bain, furent prescrits.

Le lendemain, les accidents se sont aggravés ; la tumeur est plus volumineuse. M. Richet y pratique une ponction, il s'en écoule un liquide visqueux non purulent ; une petite mèche est introduite dans le foyer et est renouvelée les jours suivants. Le malade dit que cette mèche est très-facilement emportée comme par une irruption de liquide. M. B..... apprend à se panser lui-même ; au bout de deux mois, la fistule salivaire est complètement fermée. Le gonflement de la région sous-maxillaire avait cessé d'exister longtemps auparavant.

Un an se passe et M. B..... se croyait bien à l'abri d'un nouvel accident semblable à celui qu'il avait éprouvé, lorsque tout à coup et de la même manière, il est pris, le 15 novembre 1848, de douleur et de gonflement dans la région maxillaire. Cette fois, les choses allèrent si loin *que le malade craignait d'étouffer. La langue était refoulée à droite et en arrière, la tumeur sublinguale acquit en peu de temps un volume considérable.* M. Richet pratiqua immédiatement une ponction qui donna issue à un liquide séro-sanguin ; pendant plusieurs jours l'écoulement persista, mais bientôt la cicatrisation de la petite plaie résultant de cette opération la fit cesser.

La tumeur ne tarda pas alors à se reproduire. M. Richet, dans le but d'en obtenir la guérison radicale, eut recours au procédé stomato-plastique, imaginé par M. Jobert de Lamballe, avec la modification que M. Forget lui a fait subir ; c'est-à-dire qu'il tailla quatre lambeaux muqueux au lieu de deux seulement, comme le conseille le chirurgien de l'Hôtel-Dieu.

Je fis cette opération, ajoute M. Richet, avec mon ami M. Follin ; en *épongeant le fond du kyste, ainsi largement ouvert, nous pûmes voir sourdre à sa surface une nouvelle quantité de liquide. Un stylet introduit par le point d'où sortait le liquide, parcourait le conduit de Warthon jusqu'à la glande sous-maxillaire ; ce conduit se continuait bien avec le fond du kyste lui-même.*

Les suites de cette opération furent très-heureuses. Au bout de dix jours, la cicatrisation était achevée. Il subsistait au centre du lieu sur lequel avait porté l'autoplastie un petit orifice permanent par lequel la salive coulait librement dans la bouche. Pendant deux ans, M. Richet ne perdit pas de vue son opéré et jamais l'ouverture artificielle ne cessa de fonctionner.

Au mois de janvier 1850, M. B... ayant succombé à une autre maladie, M. Richet en fit l'autopsie et ne perdit pas l'occasion qui lui était offerte d'examiner avec soin la région linguo-maxillaire qui avait été le siége de l'opération. Voici ce qu'il constata :

Le cathétérisme du conduit de Warthon essayé d'arrière en avant, c'est-à-dire en pénétrant dans sa cavité du côté de la glande sous-maxillaire, permit de reconnaître *l'intégrité dudit conduit* jusqu'au point occupé par l'ouverture artificielle pratiquée pendant la vie; le stylet ressort par cette ouverture, qui est située à 2 centimètres environ en arrière du lieu où se voit d'ordinaire l'orifice normal sur les côtés du frein.

Cette ouverture artificielle, située en regard de la première et de la seconde dent molaire, est arrondie, à bords lisses, répond à une sorte d'enfoncement de la membrane muqueuse; autour de cet orifice obliquement situé d'arrière en avant, et qu'on ne voit bien qu'après avoir soulevé un repli de la membrane muqueuse, cette membrane est épaissie d'une manière très-notable; cet épaississement, qui a lieu dans l'étendue d'un centimètre, est surtout marqué du côté de l'os maxillaire; la membrane muqueuse y est transformée en une plaque de tissu fibreux qui occupe une partie du sillon linguo-maxillaire, et c'est au centre de ce tissu inodulaire que l'on remarque l'orifice artificiel du conduit de Warthon. Quant à la partie antérieure de ce conduit, il a été impossible de la retrouver, elle était entièrement oblitérée.

Rien d'anormal du côté droit; seulement on observe une légère inclinaison à gauche de l'orifice du conduit de Warthon correspondant; le frein suit la même direction, ce qui s'explique naturellement par le retrait qu'a éprouvé le tissu muqueux, par suite de l'organisation de la cicatrice dans la région sublinguale du côté gauche.

Ces faits ayant été bien constatés, M. Richet fendit le conduit dans toute sa longueur : il constata qu'il était rétréci à son orifice artificiel, tandis *que dans tout le reste de son étendue il était considérablement dilaté;* son tissu est lâche, extensible, un peu rougeâtre ; cette coloration peut être un fait d'imbibition cadavérique et non d'injection.

Les deux glandes sous-maxillaires et sublinguales étaient plus développées que dans l'état habituel ; cette hypertrophie avait été constatée pendant la vie. Il est bon de dire, pour expliquer cette disposition, que peu de temps avant sa mort, M. B... avait été atteint de salivation mercurielle.

Mon honorable collègue, M. le Dr Bourienne, a eu l'obligeance de me transmettre une note sur un enfant de 16 jours qui refusa tout d'un coup le sein. « J'examinai sa bouche, ajoute notre confrère, et je constatai que la langue était refoulée en haut en arrière et à gauche par une tumeur du volume d'une grosse aveline, transparente, rosée, siégeant au plancher de la bouche et s'étendant plus loin à droite qu'à gauche. Je ponctionnai cette tumeur ; il s'en écoula un liquide limpide, transparent, mais la tumeur ne s'affaissa qu'en partie. »

Voilà les principaux faits de dilatation du conduit de Warthon, par suite de son obstruction ou de son oblitération, affectant une marche aiguë, que j'ai rencontrés dans les recueils scientifiques qui sont à ma disposition. Malgré leur petit nombre, je les crois suffisants pour faire encore admettre cliniquement cette seconde forme de lésion de canalisation.

Les tumeurs formées par la dilatation du conduit de Warthon peuvent donc présenter dans leur développement une *marche chronique et une marche aiguë.*

Quant aux caractères qui font reconnaître chacune de ces deux formes, ils sont faciles à déduire de l'ensemble des observations que je viens de citer.

En effet : 1° la dilatation affecte-t-elle *une marche chronique?* On voit survenir pendant un laps de temps plus ou moins considérable et à des intervalles variables des accès de douleur et de gonflement dans une des parties latérales des régions glosso-sus-hyoïdiennes. Seulement ces phénomènes varient un peu, suivant qu'il y a ou non coïncidence d'inflammation.

a. Est-elle accompagnée de phlegmasie, les intervalles des accès varient par leur irrégularité comme les poussées inflammatoires elles-mêmes. La tumeur sous la langue est allongée, rouge, chaude, très-douloureuse surtout à la pression ; avec gêne plus ou moins considérable des mouvements de la langue, de la parole, de la mastication et de la déglutition. Si on comprime la tumeur, on voit sortir par l'orifice naturel, le plus souvent agrandi, du canal de Warthon, de la salive mélangée de pus. Puis tous ces phénomènes diminuent, disparaissent même pour reparaître au bout d'un temps indéterminé.

b. Existe-t-elle sans inflammation, les accès sont très-réguliers, puisque la tumeur, habituellement peu prononcée, se forme et devient volumineuse pendant le repas. Alors il y a une notable tuméfaction sur le trajet du conduit de Warthon, moins chaude et moins rouge que la précédente, avec sensation douloureuse se propageant jusqu'à la glande, gêne des mouvements de la langue, de la parole, de la mastication et de la déglutition. Cette tuméfaction est due à l'accumulation de la salive seule dans ce canal, comme le prouve la pression exercée sur la tumeur, qui fait aussitôt jaillir la salive par l'orifice du conduit excréteur. Après le repas, la douleur et la tuméfaction diminuent puis disparaissent, et on peut quelquefois constater sous la membrane muqueuse la présence d'un petit corps dur, sur lequel, comme dans l'observation de M. Jarjavay, une compression même légère détermine la sensation d'une piqûre. — Enfin, il peut arriver que non-seulement la tumeur sublinguale, mais encore la glande sous-maxillaire augmente de volume et devienne douloureuse pendant que le malade mange..... Ainsi que cela ressort d'un fait publié par M. Maisonneuve dans la *Gazette médicale* de 1839, p. 618.

Observation. — Le Dr Dorbigny s'aperçut vers le milieu de juin 1839, d'une légère tuméfaction accompagnée de tension douloureuse dans la région sous-maxillaire droite. Les accidents disparurent au bout d'une heure environ pour reparaître le lendemain et disparaître encore. Le malade remarqua une liaison intime entre le retour des accidents et l'heure des repas, ce qui lui fit penser que le point de départ était dans la glande sous-maxillaire. En juillet 1839, apparition d'une petite tumeur sous la langue, à droite, sans progrès jusqu'en septembre, mais les accidents de rétention de la salive s'étaient singulièrement exaspérés. Après chaque repas, la glande se tuméfiait et faisait relief à travers les téguments. La pression la plus légère était douloureuse; une compression plus forte déterminait la sortie d'une grande quantité de salive épaisse, mêlée de flocons blanchâtres.

Le 8 septembre, M. Maisonneuve le voit pour la première fois. Après déjeuner, les accidents s'étaient manifestés plus intenses que jamais; une forte compression exercée sur la glande avait procuré, non sans vive douleur, l'évacuation de 16 grammes de salive environ; la glande est tuméfiée, douloureuse; au côté droit du frein de la langue on aperçoit sous la muqueuse une petite tumeur oblongue, du volume d'une amande dépouillée de la coque. Le stylet, introduit dans le conduit de Warthon rencontra à 2 centimètres, un frottement rude, qui me fit soupçonner la présence d'un calcul. Incision sur la canelure, à l'aide de pinces tentatives d'extraction infructueuses. Le calcul paraît être refoulé; une anse de fil de laiton très-fin est poussée derrière le calcul, et le ramène au dehors. M. Maisonneuve, après cette extraction, dit avoir pénétré avec sa sonde jusqu'à plus de 8 centimètres de profondeur dans le canal. Guérison au bout de quelques jours.

Le calcul avait la forme d'un grain d'orge, mais d'un volume double; sa couleur était d'un blanc sale, semé de points d'un rouge brique; il est rugueux, inégal à sa surface. Je ne l'ai point fait analyser (*Gazette médicale 1839*, p. 618).

2° La dilatation présente-t-elle *une marche aiguë?* Le malade est pris tout à coup, quelquefois en mangeant (obs. de M. Richet), de douleur et de gonflement dans la région glosso-sus-hyoïdienne d'un côté. Si on examine l'intérieur de la bouche, on aperçoit sous la langue une tumeur qui augmente rapidement de volume et acquiert parfois en quelques heures des dimensions considérables. Cette tumeur, tantôt transparente, tantôt opaque, refoule du côté opposé et en arrière et en haut la langue, s'avance vers la glande sous-maxillaire en la faisant saillir du côté du cou, ne permet à aucun liquide de sortir sous l'influence de la pression directe, affaiblit ou abolit la parole, empêche plus ou moins complètement la mastication et la déglutition, enfin produit dans quelques cas des menaces de suffocation avec anxiété extrême. En un mot, on observe alors un ensemble de symptômes comparables, jusqu'à un certain point, à celui des accès de colique hépatique ou néphrétique. Puis au plus fort de cet orage morbide, l'ouverture artificielle de la tumeur (obs. de M. Richet), ou la rupture spontanée de ses parois (obs. de M. Le Clerc), fait cesser tous ces accidents comme par enchantement.

Tels sont les caractères cliniques de ces deux formes de dilatation du conduit de Warthon.

Maintenant cette lésion de canalisation fait tout naturellement surgir dans mon esprit plusieurs questions auxquelles je vais essayer de répondre.

1re *Question.* — Y a-t-il dans les faits que je viens de citer, et dans ceux qui leur sont analogues, *dilatation simple* du canal de Warthon? — Cela me semble hors de contestation pour la première forme, celle à marche chronique; car la distension s'est faite lentement et le volume de la tumeur n'est pas ordinairement considérable. — Mais pour la dilatation à marche aiguë, les parois du canal de la glande sous-maxillaire sont-elles assez souples, assez extensibles, pour acquérir *subitement*, *sans se rompre*, des dimensions aussi grandes que celles qui sont indiquées dans les observations précitées?

Pour résoudre ce problème, j'invoque d'abord les paroles d'un savant professeur, auquel ses travaux en anatomie normale et en anatomie pathologique confèrent une incontestable autorité : « Le conduit « de Warthon, dit M. Cruveillier (*Traité d'anatomie « descriptive*, t. III, p. 81), est remarquable : 1° par « le peu d'épaisseur de ses parois ; aussi est-il affaissé « comme une veine ; 2° par son calibre qui est plus « considérable que celui du canal de Stenon ; 3° par « l'*extensibilité de ses parois*, en sorte que ce canal « acquiert quelquefois un volume énorme ; 4° par sa « situation au voisinage de la muqueuse qui explique « pourquoi ce canal dilaté proémine dans la cavité « buccale. » M. Cruveillier, comme on vient de le voir, est on ne peut plus explicite sur la nature de la tumeur ; pour lui le fait anatomique appelle l'induction pathogénique, l'explique et la justifie. Je pourrais, en second lieu, m'appuyer sur les exemples nombreux de *faits analogues*, que fourniraient au besoin l'étude pathologique des lésions de canalisation dans les divers appareils de secrétion, telles que ces espèces de poches qui se forment en arrière d'un retrécissement dans les divers canaux excréteurs et en particulier dans l'uretère, l'urètre et les canaux biliaires comme M. Demarquay en présentait encore un exemple capable de recevoir le poing du sujet à la Société de chirurgie dans sa séance du 14 avril 1858 ; mais je désire m'attacher surtout à la preuve *anatomo-pathologique* et je passe outre.

Vous vous rappelez, Messieurs, l'observation (si remarquable) de M. Richet : 1° dans laquelle, pendant la vie du malade et après l'ouverture du kyste, il aperçut au fond de cette cavité un orifice livrant passage à la salive, par lequel il put introduire un stylet qui parcourut le conduit jusqu'à la glande sous-maxillaire ; 2° dans laquelle il constata, après la mort, l'intégrité du conduit de Warthon en même temps que sa dilatation considérable depuis la glande jusqu'au point occupé par l'ouverture artificielle pratiquée pendant la vie. — Cette observation peut se passer de commentaires : si les détails anotomo-pathologiques qu'elle renferme, rapprochés des phénomènes observés pendant la vie, ne réussissaient pas à rallier les esprits les plus difficiles en matière de preuve à l'opinion émise par Munnicks, Louis, et acceptée de nos jours par beaucoup de chirurgiens, j'avoue que je ne connais aucun autre fait qui soit plus propre à les faire changer de conviction ; car, si je ne m'abuse, celui dont j'ai eu l'honneur de vous donner lecture résume en lui tous les éléments de certitude désirables. Ainsi donc les notions de l'anatomie normale, les résultats de la méthode d'induction appliquée à des cas analogues, enfin la preuve anatomo-pathologique militent en faveur de cette *dilatation simple.*

M. Tillaux, professeur agrégé à la Faculté de Médecine de Paris, chirurgien de Lariboisière, que nous sommes si heureux de compter parmi les anciens élèves de notre École, se demande dans son remarquable *Traité d'anatomie topographique*, p. 354, quel est le siége, le point de départ de cette *grenouillette aiguë ?*

A-t-elle pour origine l'une des glandules sublinguales ? C'est impossible, car une glandule ne peut ainsi se dilater instantanément et acquérir un volume infiniment supérieur à son volume normal.

La grenouillette aiguë reconnaît-elle pour cause la dilatation du canal de Warthon en arrière d'un obstacle apporté au cours de la salive ? *C'est l'opinion généralement acceptée :* elle paraît, en effet, rationnelle et en harmonie avec ce que la pathologie nous enseigne dans d'autres régions. Cependant elle est loin d'être satisfaisante.

1° Parce que, dit-il, le canal de Warthon peut se rompre sous une pression considérable instantanée, mais jamais *se dilater ;* 2° et parce qu'il existe à côté de lui une *bourse séreuse* toute prête à recevoir ou à sécréter le liquide qui produit la tumeur. Aussi, voici la théorie à laquelle, ajoute-t-il, il se rattacherait le plus volontiers : obstacle au cours de la salive, rupture du canal de Warthon (peut-être préalablement altéré) en arrière de l'obstacle, épanchement brusque de salive dans la bourse muqueuse, qui sécrète à son tour.

Cette théorie est très-ingénieuse, espérons qu'elle aura bientôt la sanction des faits !

2e Question. — A quoi doit-on attribuer le développement lent de la tumeur, l'intermittence et le peu d'intensité des phénomènes dans la première forme ; et cette manifestation instantanée des symptômes qui augmentent avec une telle rapidité qu'ils sont portés de suite à leur plus haut degré dans la deuxième forme ? Probablement à l'obstacle plus ou moins complet qu'oppose le calcul au cours de la salive.

En effet, nous avons vu que dans l'observation de M. Jarjavay le calcul était creusé d'une petite rigole ; c'est par là que la salive, hors le temps des repas, pouvait arriver jusque dans la cavité buccale, en filtrant pour ainsi dire entre le calcul et les parois du canal. Si le passage se trouvait intercepté pendant le repas, si la salive refluait alors dans son conduit qu'elle distendait, c'est que l'activité sécrétoire de la glande sous-maxillaire se trouvant augmentée, la quantité de salive devenait trop considérable, si bien qu'à un moment donné, il y avait disproportion entre les dimensions de la voie d'écoulement et la masse du liquide à évacuer. Dans la dilatation à marche aiguë, le calcul, ainsi que le dit M. Le Clerc, formé probablement depuis longtemps et développé dans un point où il gêne peu ou point les fonctions du conduit, est ébranlé par une circonstance quelconque. Il change de position et ferme le canal, ou bien il quitte l'endroit où il s'était formé et se dirige dans le sens où il éprouve le moins de résistance. S'il se porte vers l'orifice buccal du canal et qu'il le bouche hermétiquement, vous voyez naître aussitôt les phénomènes indiqués ci-dessus, parce qu'il oppose un obstacle insurmontable au cours de la salive.

Enfin, Messieurs, une dernière question se présente, la voici : quel *nom* convient-il de donner à la tumeur qui se forme ainsi sur le trajet du canal de Warthon, chez les sujets atteints de calculs de ce conduit ? Vous l'avez déjà sur les lèvres : c'est une *Grenouillette*, car l'usage a consacré cette expression pour les collections liquides du plancher de la bouche..... Mais toutes les grenouillettes ont-elles leur siége dans le canal de Warthon ?

Si nous analysons tous les documents signalés dans l'historique, nous arrivons à la conclusion suivante, qui est une réponse à la question que je me suis posée : dans quelques cas seulement la grenouillette est bien réellement constituée par la dilatation du conduit de Warthon ; mais, dans l'immense majorité des circonstances, cette affection n'est autre chose qu'un kyste glandulaire, tout à fait étranger à l'aqueduc salivaire.

De ce qui précède, on doit inférer qu'il y a deux formes distinctes de *grenouillettes sublinguales*, dont je vais essayer de faire ressortir les différences qui les séparent :

1° Une grenouillette rare (c'est celle que j'ai décrite sous le nom de dilatation aiguë et chronique), qui occupe le canal de Warthon (comme le prouvent le plus souvent, la pression directe, l'application d'une substance sapide sur la langue, le cathétérisme), qu'on peut nommer *salivaire* ou par dilatation de ce conduit, et qui a pour caractère d'être aiguë, active, sinon constamment, au moins de temps à autre ; d'avoir par conséquent une marche irrégulière, c'est-à-dire avec alternatives de crises et de répit, et retentissement vers la glande sous-maxillaire ; de contenir de la salive pure ou mélangée d'une plus ou moins grande quantité de pus (Giraldès) ; de coïncider avec les calculs et peut-être aussi avec une oblitération spontanée ; enfin de persister ainsi jusqu'à ce que le point de départ de tous les accidents soit levé, et ce résultat obtenu, la guérison est la règle.

2° Une grenouillette *plus fréquente*, qui est indépendante du conduit de la glande sous-maxillaire (comme le prouvent la pression directe, l'application d'une substance excitante sur la muqueuse buccale et le cathétérisme), qui a pour caractère d'être habituellement indolente et passive, d'avoir une marche lente et uniforme, se bornant à des effets purement mécaniques, sans retentissement vers l'organe glandulaire ; de renfermer un liquide dont les caractères physiques et chimiques ne sont pas ceux de la salive (Giraldès); de présenter une fatale tendance à la récidive ; d'être trop souvent rebelle aux médications de toute sorte ; enfin d'être constituée par une poche close de toutes parts, analogue à celle qui forme les kystes glandulaires (muqueux). On peut l'appeler *grenouillette kystique.*

Ces deux variétés de grenouillette sublinguale se trouvent encore mieux établies, si l'on réfléchit : 1° à la tendance si grande vers la cicatrisation des ouvertures artificielles ou accidentelles des grenouillettes kystiques, comparée à la tendance opposée des fistules salivaires (Denonvilliers) ; 2° à l'action si utile de tous les moyens propres à provoquer l'oblitération de la cavité dans la grenouillette kystique, et à leur action si nuisible dans la grenouillette salivaire (Maisonneuve) ; 3° à l'absence de phénomènes de douleur et de gonflement vers la glande sous-maxillaire dans la grenouillette kystique, et à leur présence, au contraire, dans la grenouillette salivaire (Sherer 1737).

Pour M. Tillaux, la grenouillette kystique est due à la dilatation d'un des conduits excréteurs de la glande sublinguale, par suite de l'oblitération de son orifice. Or, nous savons déjà que la grenouillette salivaire est due à la dilatation du canal de Warthon, par suite de son obstruction ou de son oblitération. Dès lors, nous nous trouvons ramené à l'opinion de Lafaye, qui a décrit deux sortes de grenouillettes, les unes dans le conduit de Warthon, les autres dans le conduit ou plutôt, suivant M. Tillaux, dans l'un des conduits de la glande sublinguale (*Mémoires de l'Académie de chirurgie,* t. III, p. 424).

Au total, Messieurs, il résulte de l'appréciation de tous ces travaux qu'il existe deux formes très-distinctes de grenouillette sublinguale, qui diffèrent entièrement l'une de l'autre par leur origine, par les symptômes qu'elles présentent et par les moyens thérapeutiques qu'elles réclament. Voilà ce que je désirais établir.

Maintenant, vous comprenez pourquoi l'histoire des calculs salivaires se trouve confondue avec celle de la grenouillette et pourquoi quelques auteurs, Louis, Marjolin, Laugier, prenant dans leur ensemble les deux variétés principales de grenouillettes, ont admis une grenouillette aiguë et une grenouillette chronique : la première répondant à la grenouillette salivaire et la deuxième à la grenouillette kystique.

Marche. — Que devient le calcul une fois formé? Dans quelques cas très-rares, il séjourne impunément au milieu de nos tissus, et cela pendant un temps plus ou moins long (obs. de M. Michon); mais le plus souvent, il détermine les accidents que j'ai indiqués, et il est éliminé par les seuls efforts de la nature, ou il est reconnu et extrait. Ces diverses phases dans l'évolution des phénomènes morbides ont fait dire à M. Jobert qu'il y avait deux périodes dans le développement de ces calculs : une période latente et une période de manifestation symptomatique. Quoi qu'il en soit, la sortie spontanée du calcul peut avoir lieu à la suite d'inflammations répétées, qui se sont terminées par suppuration, ont donné naissance à un abcès, lequel s'est ouvert dans la cavité buccale ou à l'extérieur. Alors le calcul se trouve entraîné par le pus, comme dans les deux observations de M. Millot ; si cependant l'ouverture accidentelle n'était pas assez grande, le calcul entretiendrait des trajets fistuleux. Ainsi, M. Fleury raconte que le calcul qu'il présenta à la Société de chirurgie de Paris était situé profondément dans la partie la plus reculée du sillon maxillo-lingual droit, au-delà de la dernière dent molaire ; qu'une ouverture fistuleuse, placée au fond de ce sillon, permettait de pénétrer jusqu'au corps étranger à l'aide d'un stylet ordinaire (*Bulletin de la Société de chirurgie*, t. II, p. 431).

Il en fut de même dans l'observation recueillie par M. Rouyer dans le service de M. Nélaton. De plus, Walther rapporte dans son *Journal de chirurgie*, 1834, qu'une jeune paysanne, fortement constituée, le consulta pour une fistule salivaire siégeant à la partie supérieure latérale gauche du cou. Au fond de cette fistule, on sentait avec le stylet un corps dur et un peu mobile. C'était un calcul.

Dans d'autres circonstances, le calcul mettant un obstacle insurmontable au cours de la salive, celle-ci s'accumule derrière, dilate le canal au point d'en déterminer la rupture, il sort alors par la déchirure, entraîné qu'il est par la salive (obs. de M. Leclerc). Dans un cas rapporté par le Dr Moulin (*Gaz. des Hôpitaux*, 1854, p. 539), un médecin appelé pour remédier aux accidents aigus produits par la présence d'un calcul dans le conduit de Warthon, prescrivit un vomitif, et sous l'influence des efforts de vomissement, il y eut rupture de la partie dilatée, et le calcul fut expulsé à travers cette ouverture accidentelle.

Ainsi donc la tendance invincible de l'organisme à rétablir les voies de secrétion, chaque fois qu'elles sont obstruées, se traduit ici de différentes manières : de là ces formes particulières qu'affectent les calculs, ces rigoles creusées sur les faces et destinées au parcours de la salive; de là les exemples assez nombreux de calculs expulsés spontanément, soit par les orifices des conduits eux-mêmes, soit par la formation d'un abcès buccal, soit par l'ouverture extérieure d'une fistule.

La *durée* pendant laquelle ces effets pathologiques se déroulent est quelquefois de plusieurs années. Le malade de Walther souffrit de son calcul pendant 16 ans; ceux de MM. Dourlens et Jarjavay, 17 ans; celui de M. Sarré, d'Arras, 12 années.

Une fois le calcul extrait ou sorti spontanément, l'inflammation qu'il avait fait naître ou qu'il entretenait, la tumeur salivaire, etc., en un mot les divers accidents provoqués par sa présence, disparaissent très-rapidement.

Tout est-il fini, alors ? On serait tenté de le croire, d'après le peu d'importance donnée par les auteurs à l'affection qui nous occupe. Cependant une observation, recueillie dans le service de M. Jobert de Lamballe, et que j'ai trouvée dans la *Gazette des Hôpitaux* du 15 mai 1852, vient nous prouver que rien n'est moins fondé qu'une telle opinion. Je vous demande encore la permission de la rapporter ici en entier, parce qu'elle est très-importante, et parce qu'elle a échappé à tout le monde, même à des investigateurs aussi consciencieux que le sont les auteurs du *Compendium*. La voici :

Observation. — Un homme âgé de 33 ans, exerçant la profession de charretier, est entré à l'Hôtel-Dieu le 4 avril dernier. Il avait, au moment de son entrée, une tuméfaction extrêmement douloureuse de la région sous-maxillaire, qui l'empêchait d'ouvrir la bouche et de prendre toute espèce d'aliments, même liquides. Ces accidents ne dataient que de deux jours avec cette intensité; mais depuis plusieurs mois déjà, le malade avait la région de la glande sous-maxillaire gonflée; il était sujet à des douleurs dans cette région, qui rendaient la mastication difficile, et de temps à autre il éprouvait des phénomènes analogues à ceux qu'il subissait au moment de son entrée, quoique moins intenses.

Au mois de mars 1850, cet homme était déjà entré dans le service de M. Jobert, pour des accidents semblables à ceux qu'il présente cette année. L'habile chirurgien lui a enlevé en deux fois, à un mois de distance, deux calculs siégeant dans le conduit de Warthon. Après la seconde de ces opérations, le malade s'était trouvé complètement guéri. Il sortit, et la guérison persista pendant plus d'un an. Dans le courant de l'année dernière, il commença à ressentir des symptômes semblables à ceux qu'il avait déjà éprouvés, et qui arrivèrent peu à peu au degré d'intensité que nous avons mentionné plus haut.

L'examen attentif auquel se livra M. Jobert ne tarda pas à lui apprendre que ces symptômes tenaient comme les premiers, à la présence de calculs dans l'appareil salivaire; *mais il s'assura en même temps que ces calculs, au lieu d'être bornés comme la première fois au conduit de Warthon, envahissaient la glande sous-maxillaire elle-même*, dans la profondeur de laquelle il était facile d'en constater plusieurs.

Les accidents inflammatoires étaient intenses; le malade ne pouvait qu'à grande peine ingérer un peu de boisson, tant la tuméfaction de la langue et des tissus environnants était considérable. M. Jobert dut se résoudre à enlever la glande sous-maxillaire tout entière, *que l'on trouva criblée de petits calculs.*

L'opération fut suivie de la diminution presque immédiate des accidents, et aujourd'hui ceux-ci ont à peu près complètement disparu. Il reste cependant encore dans une courte portion du conduit de Warthon, qui a été conservée, un petit calcul que M. Jobert se propose d'enlever prochainement.

Je ne pense pas devoir revenir sur les parties saillantes de cette observation, afin de faire ressortir tous les enseignements pratiques qu'elle renferme : tels que récidive, multiplicité des calculs, leur siége à la fois dans le canal et dans la glande, enfin l'opération nécessitée ; aussi je passe au diagnostic, en rappelant que M. Duplay a été témoin d'un fait analogue.

Diagnostic. — Les auteurs du *Compendium* ayant exposé d'une manière très-pratique une partie du diagnostic, je vais leur emprunter cette description, en la complétant, toutefois.

« Lorsqu'il n'y a ni tumeur ni inflammation, et que « cependant une sensation quelconque du malade (la « sensation d'un corps dur sous la langue, comme « dans l'observation de M. Michon) l'a décidé à « consulter, le diagnostic se fait aisément. Il suffit, « en effet, de porter le doigt indicateur sur le plancher « de la bouche et de l'y promener doucement pour « sentir, au-dessous de la muqueuse, un corps dur, « qui ne peut être qu'un corps étranger venu du « dehors ou un calcul. L'idée d'un corps étranger « est de suite abandonnée, si les commémoratifs ne « la confirment pas ; celle d'un calcul reste donc la « seule acceptable. »

A l'appui de ce qui précède, je vous rappellerai

l'observation de M. Jarjavay, dans laquelle il est dit : que le doigt porté d'arrière en avant sur le trajet du canal de Warthon sent près du frein un petit corps dur, qui ne paraît recouvert que par la membrane muqueuse, etc.

« Quelquefois, d'ailleurs, la concrétion se trou-
« vant moitié à l'intérieur, moitié à l'extérieur du
« conduit (ainsi que cela existait dans les faits rap-
« portés par Sherer, « Etlinger, Boyer, MM. Demo-
« rey, Duparcque, Chassaignac, Cloquet et Rayer),
« on peut non-seulement le toucher, mais encore le
« voir et le reconnaître à sa couleur blanc grisâtre
« ou jaunâtre, qui tranche avec la couleur rosée des
» parties circonvoisines. Si au moment de l'examen
« on constatait *une tumeur salivaire* sans accidents
« inflammatoires, on croirait d'autant plus facile-
« ment à une grenouillette kystique, que l'accumu-
« lation du liquide empêcherait de sentir avec le
« doigt un corps dur. »

En effet, M. Moulion raconte, dans l'observation qu'il a publiée, qu'il existait sous la langue une tumeur déterminée par la dilatation du canal de Warthon, qu'elle était molle, fluctuante, sans résistance sur aucun point de son étendue, de couleur violacée. Pensant, dit-il avoir affaire à une grenouillette à son début, j'engageai le malade à attendre, lui promettant de faire ce qui serait nécessaire quand le moment serait venu.

« Les renseignements fournis par le patient sur
« la marche de la maladie peuvent déjà vous mettre
« sur la voie, mais le diagnostic est surtout établi
« en pareil cas : 1° par les résultats de la pression
« qu'on fait soit avec deux doigts placés l'un sur

« la région sus-hyoïdienne, l'autre sur le plancher « de la bouche, ou bien avec un seul doigt conduit « dans cette dernière région. Si à l'aide de ces pres- « sions on voit un liquide visqueux, clair ou purulent « s'échapper par l'orifice naturel du canal de War- « thon, il y a lieu de penser que la tumeur n'est « point une grenouillette kystique (puisque dans « celle-ci la pression directe donne des résultats « négatifs), et si l'on parvient à l'évacuer suffisam- ment, on ne tarde pas à sentir la dureté caractéristique du calcul » (obs. de M. Rayer, *Gaz. des Hôp.*, 1852, p. 303); 2° si après avoir mis un peu de sel ou de sucre sur la langue on voit la tumeur présenter quelque modification dans son volume, il est probable qu'on a affaire à une grenouillette salivaire; parce que la salive étant alors sécrétée en plus grande abondance, et trouvant un obstacle à sa sortie, il en résulte une augmentation dans l'engorgement et dans l'intensité de la douleur. Si, au contraire, sous l'influence de cette excitation, la tumeur ne subit aucune modification dans son volume, si l'on voit sourdre ou jaillir par l'orifice une certaine quantité de salive, il est très-probable qu'il s'agit d'une grenouillette kystique. 3° « On doit enfin « s'aider du cathétérisme du conduit avec un stylet « très-fin, car il peut nous faire reconnaître non- « seulement la présence d'un calcul, mais encore si « la tumeur est dépendante ou non du canal lui- « même. C'est ainsi que dans un cas rapporté par « M. Dourlens (*Arch. gén. de méd.*, 2° série, t. XIV, « p. 501), il y avait une tumeur sous-maxillaire du « volume d'une noix, molle, facile à déprimer, non « adhérente à la peau, dont la pression faisait

« sourdre du pus mêlé de salive par l'orifice du « conduit de Warthon, et dans lequel un stylet con- « duit par cet orifice constatait que le canal était « fort dilaté et était arrêté à 7 ou 8 millimètres de « profondeur par un corps dur et sonore. Les obser- « vations publiées par MM. Chassaignac, Maison- « neuve, Walther, Délery et Arrachard prouvent « aussi l'utilité de cette exploration.

« Si enfin l'on était appelé pendant une des crises « d'inflammation aiguë que j'ai décrite, le dia- « gnostic immédiat offrirait plus de difficulté; car « la douleur ne permettrait ni de sentir le calcul « avec le doigt, ni de conduire un petit cathéter. Il « faudrait donc attendre la fin de cette crise pour « faire les explorations nécessaires, et dans le cas « où la nature des accidents aurait conduit à pra- « tiquer une incision, l'on ne devrait pas manquer « de chercher, avec les doigts ou une sonde can- « nelée, s'il n'y a pas une concrétion dans la poche « actuellement ouverte » (*Compendium*, t. III, p. 721).

J'ajouterai à cette description des auteurs du *Compendium* que c'est parce qu'on ignorait les symptômes qui caractérisent les calculs du canal de Warthon, symptômes que je ne pense pas devoir résumer ici, que des erreurs toujours préjudiciables aux malades ont été fréquemment commises. Par exemple, la tuméfaction de la glande sous-maxillaire 1° a été prise pour un phlegmon glandulaire (obs. de M. Jobert, *Gaz. des Hôp.*, p. 225, année 1857), un abcès (Millot); 2° a été confondue avec un engorgement scrofuleux des ganglions sous-maxillaires et traitée par les préparations d'iode (obs. d'Aug. Berard); quelque chose d'analogue s'est passé pour la malade de M. Jarjavay et dans la 2e obs. de Walther. Un malade, dont Sabatier rapporte l'observation (*Méd. opérat.*, t. II, p. 277), avait subi une application douloureuse de potasse caustique sur la région de la glande sous-maxillaire, afin de faire fondre l'engorgement dont elle était le siége. Un autre malade, cité par M. Jobert dans la *Gazette des Hôpitaux* du 23 février 1850, fut trouver un chirurgien distingué de Paris, qui lui dit que le conduit de Warthon était malade, que cet état de maladie était dû à l'usage de la pipe, et qu'il fallait renoncer à cette habitude. Peu content, M. X... alla consulter un autre médecin, qui parut disposé à mettre sur le compte de la maladie syphilitique l'affection qui était soumise à son examen, quoique d'ailleurs jamais le malade n'eût éprouvé d'autres accidents syphilitiques apparents. La tumeur sous-maxillaire observée par M. Rouyer fit naître l'idée d'abord d'un enchondrome, puis d'une nécrose du bord inférieur de la mâchoire, et ce ne fut qu'en étudiant avec plus de soin l'état des parties qu'on parvint à reconnaître l'existence d'un calcul (*Bulletin de la Société anatomique*, 2e série, t. II, p. 251). Dans un autre cas, cité par M. Dourlens, un chirurgien a pris les symptômes d'un calcul salivaire pour la manifestation d'une carie alvéolaire et a fait successivement l'extraction de la dent canine et de deux molaires (*loc. cit.*). — M. Stansky a pris l'évolution spontanée de dents rudimentaires pour l'évolution d'un calcul dans le canal de Warthon. — Enfin, dans l'observation rapportée par M. Duparcque, un médecin prit l'engorgement violacé, dur, douloureux, avec présence d'une matière d'apparence encéphaloïde, pour une affection cancéreuse.

On voit, par ce qui précède, combien les phénomènes pathologiques que détermine la présence de calculs dans le conduit de Warthon peuvent offrir de diversité dans leur expression symptomatique et donner lieu à de nombreuses erreurs. Dès lors, comment établir que ces accidents doivent être rapportés à un simple calcul? Il y a deux moyens de l'établir : 1° le toucher, qui, exercé le long du plancher sous-lingual, vous fait reconnaître la présence d'un corps résistant; 2° le cathétérisme, qui pratiqué à l'aide d'un stylet très-fin, que l'on introduit par l'ouverture naturelle ou accidentelle du conduit de Warthon, détermine un choc quelquefois retentissant. Je sais bien que le cathétérisme du conduit de Warthon est souvent très-difficile à exécuter; cependant, dans le plus grand nombre des cas, il suffit d'exciter la sécrétion de la salive par l'application d'une substance sapide sur la muqueuse buccale, la langue étant relevée, pour que ce liquide en jaillissant trahisse l'ouverture de ce canal, et rien n'est alors plus facile que d'y faire pénétrer un stylet. Si le cathétérisme était impossible, ce qui doit être rare, mais ce qu'il faut prévoir, ajoute M. le professeur Richet, on arriverait au même but en enfonçant perpendiculairement dans la tumeur, à travers la muqueuse, une épingle qui presque aussitôt rencontrerait le calcul. Cette pratique est sans inconvénient.

Enfin, pour éviter ces erreurs de diagnostic, il est bon d'être averti encore qu'il ne faut pas s'en laisser imposer par les apparences : ainsi M. Chassaignac raconte, dans une observation déjà citée, qu'après avoir fait écarter les mâchoires de son malade, il aperçut un point blanc semblable à un aphthe, siégeant du côté droit, précisément sur le point où vient s'ouvrir le canal de Warthon. Cette plaque blanche et d'aspect puriforme avait les dimensions d'une petite lentille, et semblait n'être autre chose qu'une ulcération de la muqueuse buccale à l'orifice de la glande sous-maxillaire. J'ajoute que si M. Chassaignac s'était arrêté là, il aurait commis inévitablement une erreur de diagnostic; mais l'extrémité d'un stylet mousse ayant été portée par lui sur cette plaque blanchâtre, donna la sensation d'un corps dur, et en poussant l'exploration plus loin, il reconnut que ce corps remplissait le conduit de Warthon. La première des observations rapportées par M. Duparcque montre encore l'utilité de ce conseil.

En résumé, toutes les fois que quelques phénomènes de la nature de ceux que j'ai relatés se manifesteront dans la région glosso-sus-hyoïdienne, il faudra rechercher, par le toucher et le cathétérisme, s'ils ne sont pas dus à la présence d'un calcul dans le conduit de Warthon.

Pronostic. — Si dans quelques cas les calculs salivaires du canal de Warthon constituent une affection légère, dans d'autres cas, et ce sont les plus nombreux, leur développement donne lieu à des accidents plus ou moins aigus, à de violentes douleurs, à des inflammations répétées qui peuvent se terminer par suppuration, à des trajets fistuleux, aux phénomènes qui accompagnent la dilatation à marche aiguë, etc.; de plus, la gêne considérable de la mastication et de la déglutition, la privation de sommeil, peuvent influer de la manière la plus fâcheuse sur l'état général de la santé, comme on le remarque dans la première observation de M. Blin, ainsi que dans une de celles rapportées par M. Jobert, etc.; enfin, leur reproduction possible, leur nombre, leur siége dans le conduit ou dans la glande, ou dans ces deux parties à la fois, sont autant de circonstances qui doivent faire varier le pronostic.

Traitement. — Les accidents déterminés par les calculs salivaires, empêchent le chirurgien d'attendre leur expulsion spontanée, soit par l'orifice dilaté du canal de Warthon, soit par l'établissement d'une fistule, comme il y en a quelques exemples. Dès lors, une fois la présence d'un calcul bien constatée, la principale indication à remplir est de l'extraire.

Les méthodes et les procédés propres à obtenir ce résultat varient, suivant les diverses conditions de siége et de rapports dans lesquels se trouve le calcul.

J'érige d'abord en règle générale, qu'ils doivent être extraits par la bouche, et que ce n'est que tout à fait exceptionnellement qu'on doit leur frayer une autre voie.

Ceci posé, examinons les diverses circonstances qui se sont présentées dans la pratique :

1° Si le calcul est engagé dans l'ouverture buccale du conduit, s'il est même sorti en partie de ce canal, on peut presser en arrière, de manière à l'expulser entièrement, ou bien saisir la partie saillante avec des pinces et l'extraire, ainsi que cela a eu lieu dans les faits cités par MM. Demoray et J. Cloquet, Sargons, Reder, P. Stamor Luzun;

2° Le calcul se présente à l'ouverture du conduit excréteur, ou bien il est très-rapproché de l'orifice de ce canal : il pourra encore être saisi avec des pinces, ou il sera extrait à l'aide d'une aiguille fine recourbée (obs. de M. Chassaignac) d'une anse de fil de laiton très-fine poussée derrière le calcul (Maisonneuve), ou avec la pointe d'une aiguille à cataracte (A. Cooper); on débriderait même l'ouverture si cela était nécessaire, comme l'ont fait MM. Maisonneuve et Dourlens dans les cas déjà cités ;

3° Le calcul est profondément situé loin de l'orifice du conduit de Warthon, mais on le sent à travers les parties molles ; on incise ces parties sur le calcul lui-même ou sur la tumeur qui en résulte, en relevant la langue avec l'indicateur gauche, qui sert en même temps de guide au bistouri, et on introduit par l'ouverture une pince avec laquelle on en fait l'extraction (Arrachard, Jobert). Cette partie de l'opération est ordinairement facile, cependant il ne faut pas oublier que M. Dourlens a trouvé le calcul assez adhérent pour qu'une dissection minutieuse ait été nécessaire. — Si un trajet fistuleux existait, le chirurgien en profiterait pour aborder le calcul, et il suffirait de l'agrandir pour l'extraire (Nélaton, obs. de MM. Rouyer, Walther) ;

4° Si le calcul était dans une poche pleine de liquide, comme celle qui résulte de la dilatation à marche chronique, il faudrait inciser cette poche, et s'il ne sortait pas en même temps que le liquide, ainsi que l'a observé M. Robert, il serait nécessaire de chercher ce corps étranger ;

5° Si le chirurgien se trouvait en présence des accidents déterminés par la dilation affectant une marche aiguë, je pense qu'il faudrait agir comme l'a fait M. Richet, c'est-à-dire pratiquer une incision des parois de la tumeur ; puis, après avoir remédié à ces premiers accidents qui sont portés presque instantanément à un si haut degré, comme nous l'avons vu, on se conduirait comme dans le cas précédent ;

6° Si le malade ne pouvait ouvrir la bouche suffisamment pour qu'il fût possible de pratiquer l'incision, il faudrait essayer de diminuer l'intensité des phénomènes morbides par les gargarismes émollients et narcotiques, les cataplasmes de même nature appliqués sur le cou, les dérivatifs sur le canal intestinal, etc. ; puis ce résultat obtenu, on aurait recours à l'incision ;

7° Si le calcul était si profondément placé dans la glande, qu'il fût plus accessible par l'extérieur que par l'intérieur de la bouche, il faudrait pratiquer l'incision à la région sous-maxillaire; mais alors il faudrait avoir soin de ménager la muqueuse buccale, dans la crainte de voir s'établir des fistules d'une guérison difficile (Duplay) ;

8° Enfin, si un malade se présentait avec les mêmes accidents graves que celui dont M. Jobert nous a rapporté l'histoire dans la *Gazette des Hôpitaux* de 1852, p. 229, chez lequel la glande sous-maxillaire était criblée de petits calculs, je pense qu'il faudrait imiter la conduite du chirurgien de l'Hôtel-Dieu de Paris et enlever cette glande.

Une fois l'extraction terminée, il faut explorer avec le plus grand soin les parties au milieu desquelles était le calcul, afin de s'assurer s'il n'en existe point d'autres qui pourraient, plus tard, être la cause de nouveaux accidents. Dans tous les cas, le pansement sera des plus simples, et la guérison le plus souvent assurée dans un temps très-court, comme le prouvent les nombreuses observations citées.

Enfin, les auteurs du *Compendium* ajoutent, t. III, p. 722, qu'un traitement consécutif n'est pas nécessaire et « que la récidive n'est pas à craindre... » — Je regrette de ne pouvoir me ranger à leur opinion ; mais l'analyse de quelques faits rigoureusement observés me conduit à donner un avis diamétralement opposé. En effet, la *Gazette des Hôpitaux* de 1857 contient à la page 225 une observation, recueillie par M. Peyrusseau dans le service de M. Jobert, qui est fort remarquable par les trois manifestations calculeuses que le malade présenta, la première en 1850, la seconde en 1852 et la troisième en 1857. Le fait publié par M. Demorcy montre aussi deux de ces manifestations survenues à plusieurs années d'intervalle. De plus, l'observation que j'ai rapportée dans le cours de ce travail est un exemple non-seulement de récidive, mais encore de récidive avec multiplication de ces calculs, puisque la glande sous-maxillaire était criblée de ces concrétions à la seconde manifestation, tandis qu'on n'en trouva qu'une dans le conduit de Warthon à la première. Or, ces faits ne démontrent-ils pas, contrairement à l'opinion émise par MM. Denonvilliers et Gosselin, que les calculs salivaires, cette affection si bornée, si locale et si légère à la fois, et par conséquent si accidentelle en apparenoe, n'en est pas moins due quelquefois à une disposition idiosyncrasique, à une disposition qui tend à reproduire les mêmes désordres locaux, quand une fois l'art les a fait disparaître. Il y a donc à chercher dans l'étude des calculs salivaires autre chose que des procédés, pour en débarrasser les malades par des moyens chirurgicaux : il y a à chercher une médication pour en prévenir la récidive, de même que dans la gravelle, dans les calculs biliaires, etc. En conséquence, si nous avons égard 1° à la composition chimique de ces calculs, 2° à ce que l'expérience nous a déjà appris sur le traitement de la gravelle, etc..., nous devons présumer que les moyens qui sont utiles contre la gravelle phosphatique devront être aussi avantageux contre les calculs salivaires, et, pour ma part, je ne balancerais pas à en conseiller l'usage.

Caen. — Typ. F. Le Blanc-Hardel.